AF465995

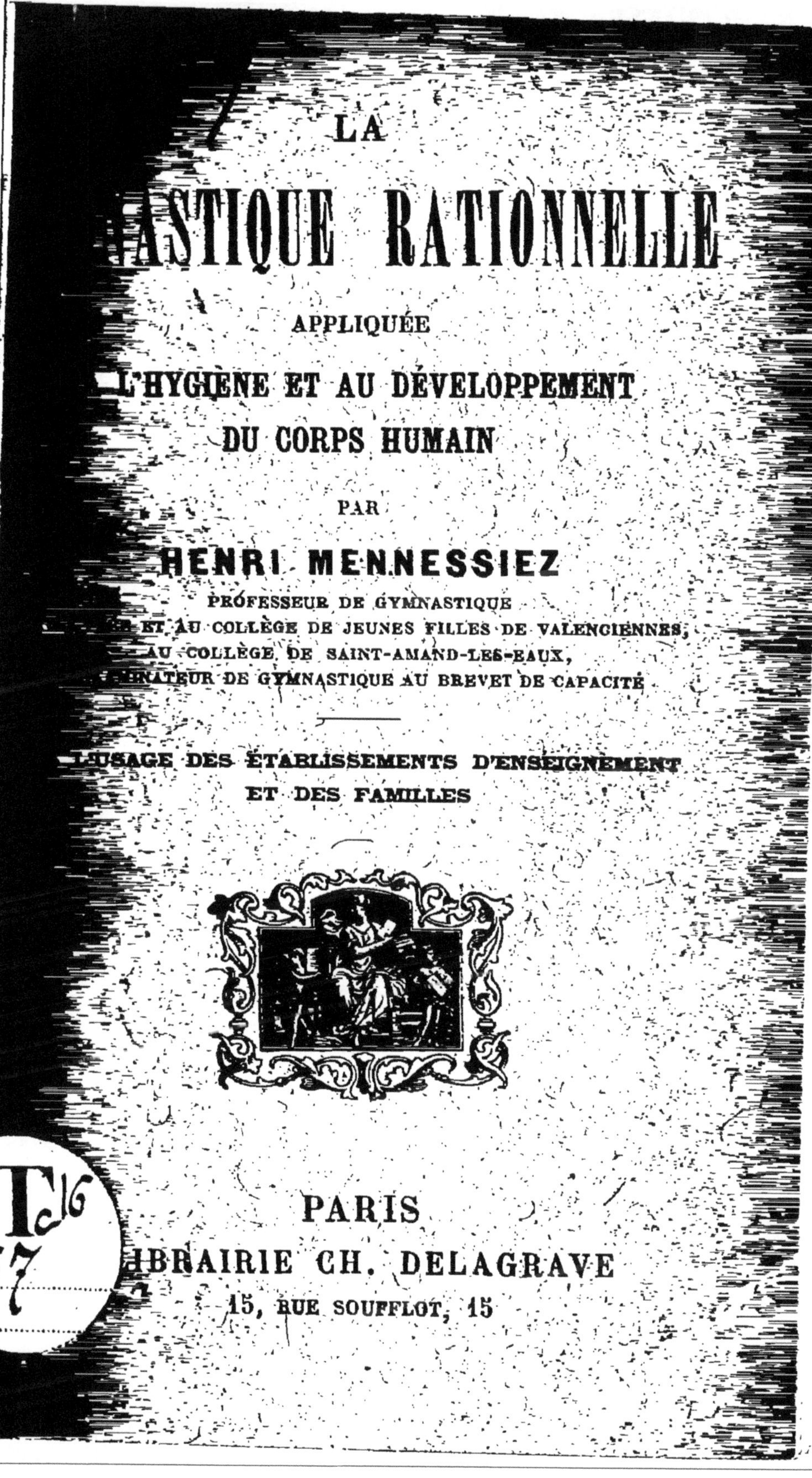

LA

ASTIQUE RATIONNELLE

APPLIQUÉE

L'HYGIÈNE ET AU DÉVELOPPEMENT

DU CORPS HUMAIN

PAR

HENRI MENNESSIEZ

PROFESSEUR DE GYMNASTIQUE

ET AU COLLÈGE DE JEUNES FILLES DE VALENCIENNES,

AU COLLÈGE DE SAINT-AMAND-LES-EAUX,

MINATEUR DE GYMNASTIQUE AU BREVET DE CAPACITÉ

USAGE DES ÉTABLISSEMENTS D'ENSEIGNEMENT

ET DES FAMILLES

PARIS

IBRAIRIE CH. DELAGRAVE

15, RUE SOUFFLOT, 15

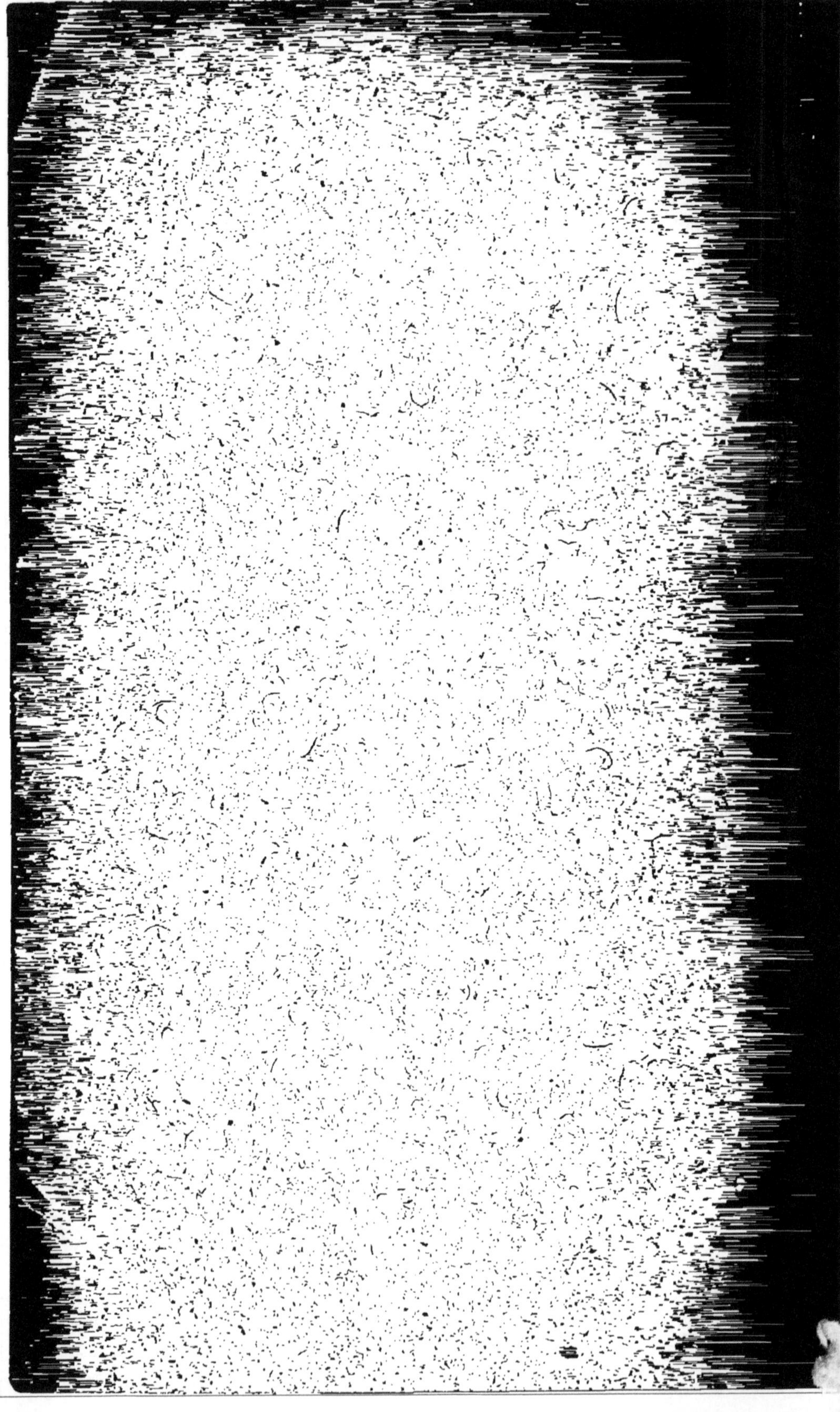

LA

GYMNASTIQUE RATIONNELLE

COULOMMIERS
Imprimerie Paul Brodard.

LA

GYMNASTIQUE RATIONNELLE

APPLIQUÉE

A L'HYGIÈNE ET AU DÉVELOPPEMENT DU CORPS HUMAIN

PAR

HENRI MENNESSIEZ

PROFESSEUR DE GYMNASTIQUE
AU LYCÉE ET AU COLLÈGE DE JEUNES FILLES DE VALENCIENNES,
AU COLLÈGE DE SAINT-AMAND-LES-EAUX,
EXAMINATEUR DE GYMNASTIQUE AU BREVET DE CAPACITÉ

A L'USAGE DES ÉTABLISSEMENTS D'ENSEIGNEMENT
ET DES FAMILLES

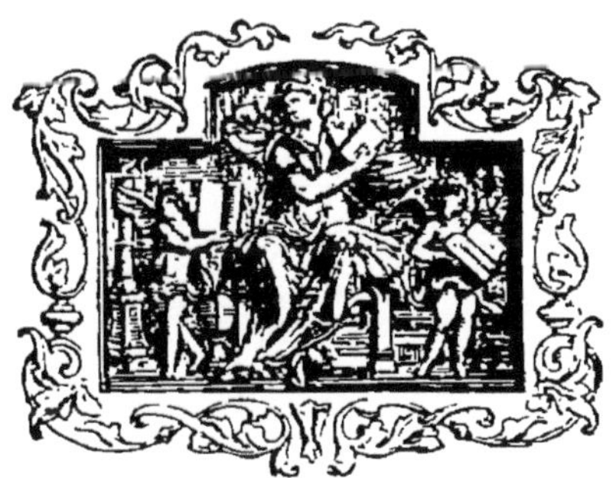

PARIS
LIBRAIRIE CH. DELAGRAVE
15, RUE SOUFFLOT, 15

A monsieur le docteur Gardillon.

Permettez-moi de vous offrir ce petit livre.

N'est-ce pas sur vos conseils que je me suis plus spécialement livré à l'étude de la gymnastique rationnelle?

N'est-ce pas vous qui avez guidé mes premiers pas dans cette voie?

Acceptez-le comme le gage de ma profonde reconnaissance.

H. MENNESSIEZ.

Saint-Amand-les-Eaux, le 25 janvier 1891.

Un fait est aujourd'hui établi : c'est que la gymnastique, telle que l'avait instituée le colonel Amoros, et telle qu'on la comprenait hier encore, celle qui n'existait point en dehors des anneaux, des barres parallèles et du trapèze, la gymnastique des exercices violents en un mot, celle qui développe inégalement les différentes parties du corps humain, et les fausse dans leurs proportions, doit faire place à une gymnastique rationnelle et hygiénique, conforme aux besoins physiques de l'enfant et de l'écolier et capable d'assurer le développement harmonique et régulier du squelette et des masses musculaires.

Allez dans le premier cirque venu et examinez un gymnasiarque de profession, un de ceux qui ont la spécialité du trapèze ou de la barre fixe. Voyez-le avec ses bras vigoureux, ses épaules énormes, ses pectoraux saillants, et son dos arrondi, puis regardez le reste du corps et dites si ces hanches étroites et ces jambes grêles paraissent appartenir au même individu.

Examinez ensuite l'équilibriste, avec ses exercices de peu d'effort, mais tout de précision et qui mettent successivement en jeu les différentes masses musculaires, et dites lequel des deux l'emporte par la grâce du maintien, l'élégance de la tournure et la perfection des formes.

Si vous demandez le pourquoi de ces différences, il est facile de vous répondre : l'un a exercé et développé dans une égale proportion les différentes parties de son corps; l'autre, avec ses exercices qui concentrent tout l'effort dans la partie supérieure du corps, n'a fait que développer démesurément ses bras, ses épaules et son dos, sans que le bassin et les membres inférieurs aient pris leur part de ce mouvement d'accroissement.

Ce qu'il faut à l'enfant ou à l'écolier, c'est une gymnastique *complète*, c'est-à-dire capable de développer également son ossature et sa musculature sans qu'aucune partie soit sacrifiée ou laissée de côté.

Ce qu'il lui faut encore, c'est une gymnastique à exercices *faciles*, amenant la fatigue musculaire sans jamais produire la fatigue nerveuse.

Pourquoi voit-on encore dans nos lycées et nos collèges, des élèves et non des moins bien doués accepter à contre-cœur et avec un dédain mal déguisé les exercices de gymnastique? Je sais bien qu'il faut un peu tenir compte de cette antique tradition universitaire qui voulait que ceux-là seuls devaient y exceller qui ne pouvaient guère prétendre à un autre genre de supériorité. La ligue de l'éducation physique a commencé de réagir contre cette fâcheuse tendance, et cela avec un succès que tout le monde connaît.

Mais en dehors de cette considération

faut-il méconnaître que les exercices d'adresse comme la gymnastique des tours de force loin de reposer l'esprit lui imposent un effort nouveau. Et peut-on raisonnablement soutenir que l'enfant y pourra retremper son cerveau fatigué par l'étude?

Ce n'est point que nous repoussions complètement la gymnastique avec appareils. Nous ne méconnaissons point les services qu'elle a rendus et ceux qu'elle rendra encore. Mais nous pensons qu'on lui a fait jusqu'ici la part trop large, particulièrement en ce qui concerne les tout jeunes enfants chez lesquels l'ossature est peu résistante et les muscles insuffisamment développés.

C'est pour ceux-là surtout que nous préconisons la gymnastique rationnelle telle que nous avons essayé de l'exposer dans ce petit livre.

C'est à eux surtout que nous avons cherché d'être utile. Puisse notre modeste effort n'être pas stérile!

H. Mennessiez.

LA

GYMNASTIQUE RATIONNELLE

INTRODUCTION

Le colonel Amoros définissait d'une façon générale la gymnastique, « la science raisonnée de nos mouvements dans leurs rapports avec nos sens, notre intelligence, nos mœurs, et le développement de toutes nos facultés ».

En nous plaçant à un point de vue plus spécial, nous dirons : la gymnastique rationnelle appelée souvent gymnastique hygiénique et médicale, ou encore gymnastique de chambre est la pratique d'exercices raisonnés devant amener le développement normal et graduel des différentes parties du corps, ou le redressement, autant que faire se peut, de certaines déviations du squelette.

Cette gymnastique est une arme à deux tranchants, bonne ou mauvaise suivant qu'on l'emploie, et les professeurs chargés de l'enseigner doivent savoir en discerner les effets. Quant aux parents, ils ne doivent pas se contenter de faire donner des leçons de gymnastique à leurs enfants : ils doivent préalablement consulter le docteur qui indiquera au professeur dans quelle mesure les exercices doivent être appliqués et, s'il y a lieu, les modifications qu'il convient d'y apporter.

Ces indications données, le professeur devra faire un choix entre les différents exercices, en tenant compte de l'âge, du sexe, et du développement physique des enfants qui lui sont confiés.

Pour cela, il est de toute nécessité qu'il possède une instruction scientifique suffisante et on ne saurait trop recommander aux familles le choix du professeur.

J'ai vu souvent d'anciens militaires ou d'anciens sapeurs-pompiers donner des leçons de gymnastique soi-disant rationnelle. Certainement la gymnastique enseignée aux sapeurs-pompiers de Paris et aux élèves de Joinville-le-Pont nous donne bien des hommes agiles et hardis, mais elle reste complètement en dehors de cette culture intellectuelle et cette instruction scientifique sans lesquelles les meilleurs efforts et les meilleures intentions risquent de rester stériles, quand ils ne sont pas nuisibles.

Comme le dit M. le docteur F. Lagrange dans un de ses excellents ouvrages [1] : « Voyez l'inconséquence de nos institutions pédagogiques. Ces hommes qui n'ont aucune culture d'esprit, aucune notion de physiologie et d'hygiène, sont chargés d'appliquer une gymnastique très raffinée, s'exécutant à

1. *L'hygiène de l'exercice chez les enfants et les jeunes gens*, par le Dr F. Lagrange. Paris, 1890, Félix Alcan.

l'aide d'engins capables, ainsi que nous le verrons plus loin, d'amener diverses déformations du corps et des accidents de toutes sortes. Et notez que cette gymnastique est appliquée à de tout jeunes sujets, dont les os souples et malléables gardent avec une extrême facilité l'empreinte des attitudes vicieuses. »

La respiration pendant les mouvements joue un rôle des plus importants.

Nous allons l'examiner rapidement.

Le but principal de la gymnastique rationnelle est d'augmenter la capacité des poumons et en même temps celle du thorax où ils sont logés.

La pratique des inspirations profondes est le meilleur moyen d'arriver à ce résultat.

Comment le poumon et la cage thoracique peuvent-ils augmenter de volume par la respiration forcée? — La chose est bien simple.

Chez les enfants à poitrine étroite, dans l'inspiration ordinaire, toutes les alvéoles respiratoires du poumon ne fonctionnent pas; un certain nombre d'entre elles restent affaissées sur elles-mêmes et ne concourent pas au mouvement respiratoire; elles restent inertes.

Lorsque, par suite d'une inspiration profonde, on augmente le volume d'air introduit dans le poumon, cet excès d'air va se loger dans les alvéoles plissées du poumon, et, les gonflant, les force à concourir, elles aussi, à l'acte respiratoire.

Ces inspirations, fréquemment répétées, excitent ces alvéoles inertes et développent leur capacité. Cette augmentation devient bientôt définitive, et, au bout d'un certain temps, ces alvéoles habituellement inertes deviennent alvéoles actives et augmentent le volume et la capacité respiratoire du poumon.

Il est facile de contrôler et d'apprécier exactement les résultats obtenus. Il suffit pour cela, à l'aide d'un mètre en ruban, de mesurer le tour de poitrine, en ayant soin de faire chaque mensuration à nu, après une expiration, à la même hauteur de la cage thoracique, à la hauteur des aisselles, par exemple, ou à tel autre point de repère qu'il plaira de prendre. On sera étonné des résultats obtenus en un temps relativement court, si l'on veut suivre exactement et avec persévérance les instructions qui sont formulées dans le cours de ce petit ouvrage. Il nous est arrivé maintes et maintes fois d'obtenir en deux ou trois mois, chez des jeunes filles de dix à dix-sept ans, ou chez des garçons du même âge, une augmentation de la circonférence thoracique, allant jusqu'à 6, 8 et même 10 centimètres.

Comme l'indique son titre, notre ouvrage a pour but la description des mouvements employés en gymnastique rationnelle. Nous le diviserons en huit chapitres.

Dans le premier, nous donnons les définitions des termes employés en gymnastique et les notions préliminaires, afin de rendre plus claires les descriptions des mouvements détaillés dans les chapitres suivants.

Le second chapitre comprend les mouvements exécutés avec les mains libres de tout instrument.

Dans le troisième, nous décrivons les mouvements avec les haltères.

Dans le quatrième, les mouvements exécutés avec la barre à sphères.

Les mouvements avec le sthénogène, ou canne à ressorts, forment le cinquième chapitre.

Le sixième comprend les mouvements exécutés avec les mils ou massues.

Le septième chapitre est consacré à l'étude de la gymnastique de l'opposant.

Enfin, l'indication des mouvements à exécuter dans le traitement des différentes affections qui peuvent être utilement traitées par la gymnastique rationnelle forme le huitième et dernier chapitre.

CHAPITRE PREMIER

NOTIONS PRÉLIMINAIRES.

Leçon. — Dans la plupart de nos établissements d'enseignement, la durée de la leçon est d'une demi-heure. Elle ne doit jamais dépasser trois quarts d'heure. Elle doit être coupée par des repos afin d'éviter la fatigue. Elle sera donnée de préférence le matin et le soir, mais jamais immédiatement après les repas. Autant que possible elle aura lieu en plein air ou dans une salle aérée pendant la journée.

Pour les leçons de gymnastique rationnelle on aura soin d'arriver progressivement à faire durer la leçon une demi-heure. On commencera par une leçon de quinze minutes en l'augmentant graduellement de quelques minutes.

La durée de la leçon doit varier selon l'âge, la constitution et le tempérament du sujet.

Pour obtenir le résultat cherché, les leçons de gymnastique rationnelle seront autant que possible quotidiennes.

Costume. — Le costume doit être ample et léger, aussi simple que possible et d'étoffe souple. L'étoffe dite « Jersey » est celle qui remplit le mieux ces conditions. L'ancienne ceinture qui se composait d'une sangle fortement serrée autour du corps est condamnée à disparaître. M. le docteur Lagrange nous explique : « qu'une ceinture serrée ne peut que gêner les muscles, aussi bien dans la région des reins que dans la région abdominale, parce que devant comme derrière, elle comprime leurs masses charnues, et non point leurs tendons. Or cette compression est très défavorable à l'action des muscles dont elle entrave le développement pendant le travail. Aussi la ceinture doit-elle être en tissu de laine et non en cuir ou en corde. Elle doit consister non dans un lien qui serre, mais dans un vêtement qui protège. A ce titre, elle est utile dans l'exercice au grand air [1]. »

Corps. — En gymnastique, on considère trois parties dans le corps : la tête, le tronc et les membres. Néanmoins dans tous les exercices du tronc, le mot corps est employé comme synonyme du mot tronc.

Mouvements. — Il y a différentes sortes de mouvements.

On appelle mouvement *avec flexion* un mouvement dans lequel les membres sont fléchis [2].

On appelle mouvement *sans flexion* un mouvement dans lequel les membres ne sont pas fléchis.

Un mouvement est dit *vertical* lorsque les bras sont levés au-dessus de la tête.

Un mouvement s'appelle *horizontal* lorsque les bras sont portés en avant.

Un mouvement *latéral* est celui dans lequel les membres sont portés sur les côtés.

On appelle mouvement *simultané* celui dans lequel les deux bras agissent en même temps.

1. *L'hygiène de l'exercice*, par le Dr F. Lagrange, Paris.
2. Les mouvements de la tête font exception.

On appelle mouvement *alternatif* un mouvement exécuté par les deux bras alternativement.

Commandements. — Il y a trois sortes de commandements :

1° Les commandements préparatoires;

2° Les commandements d'exécution;

3° Les commandements d'arrêt.

Le commandement préparatoire est le plus souvent l'énonciation du mouvement.

Le commandement d'exécution se dit : *Commencez*.

Le commandement d'arrêt se dit : *Cessez*.

Lorsque le mouvement nécessite une position particulière, on commande : *En position*.

Distances ou intervalles. — On appelle distance ou intervalle l'espace qui doit toujours exister entre deux élèves pendant l'exécution des exercices.

Exécution des exercices. — Les exercices peuvent s'exécuter : 1° à mains libres; 2° avec les haltères; 3° avec la barre à sphères; 4° avec le sthénogène; 5° avec les mils.

Durée des exercices. — Les mouvements ont une durée variable selon leur nombre de temps. Les mouvements en deux temps peuvent se répéter vingt fois de suite, les mouvements en trois temps seize à dix-huit fois et les mouvements en quatre temps environ douze fois.

Section. — On appelle section l'ensemble des élèves qui doivent prendre part à la leçon.

Position initiale. — On appelle ainsi la position que prend et conserve l'élève pour exécuter les mouvements.

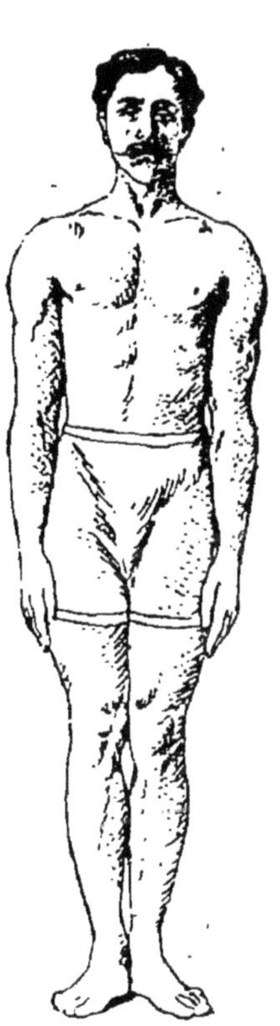
Fig. 1.

Pour faire prendre cette position, le professeur commande :

Garde à vous.

A ce commandement, l'élève rapproche les deux talons, écarte la pointe des pieds de manière que ceux-ci soient un peu moins ouverts que l'équerre, le corps droit sans être raidi, les épaules tombantes, les bras pendant naturellement, la tête droite, les yeux dirigés en avant (fig. 1).

Pour faire abandonner cette position, le professeur commande :

En place, repos.

A ce commandement, l'élève reste en place sans être obligé de garder l'immobilité.

Formation de la section. Alignements. — Pour former la section et aligner les élèves le professeur les fait numéroter en commençant par la droite, puis il commande :

A droite alignement.

A ce commandement, les élèves se placent sur une ligne par rang de taille, les plus grands à droite ; posent le poing gauche sur la hanche, les ongles en dessus ; tournent la tête à droite, en regardant l'élève de droite, afin de juger s'ils sont alignés ; s'ils ne le sont pas, ils se portent à l'alignement par petits pas en avant ou en arrière.

Le professeur ayant vérifié et rectifié l'alignement commande :

Fixe.

A ce commandement, les élèves laissent tomber le bras gauche dans le rang et ramènent la tête droite.

Faire par le flanc droit et par le flanc

gauche. — Pour faire par le flanc droit le professeur commande :

Par le flanc droit. Droite.

Au commandement de Droite, les élèves tournent sur le talon gauche vers la droite de manière à décrire un quart de cercle, en soulevant le pied droit et la pointe du pied gauche ; cette rotation terminée, ils ramènent le talon droit près du talon gauche.

Pour faire par le flanc gauche le professeur commande :

Par le flanc gauche. Gauche.

Au commandement de Gauche, les élèves tournent sur le talon droit vers la gauche de manière à décrire un quart de cercle, en soulevant le pied gauche et la pointe du pied droit ; cette rotation terminée, ils ramènent le talon gauche près du talon droit.

Passer d'un rang sur deux, de deux rangs sur quatre, et réciproquement.

Passer d'un rang sur deux.

Les élèves étant numérotés et alignés sur un rang, le professeur commande :

Pour doubler.

Par le flanc droit. Droite.

Au commandement de Droite, tous les

élèves font par le flanc droit en comptant un ; puis les numéros impairs restant immobiles, les numéros pairs se placent à la droite des numéros impairs qui sont devant eux en comptant deux.

Passer de deux rangs sur un.

Les élèves étant sur deux rangs, le professeur commande :

Pour dédoubler.

Par le flanc gauche. Gauche.

Au commandement de Gauche, tous les élèves font par le flanc gauche en comptant un, puis les numéros pairs reprennent leur place à la gauche des numéros impairs qui sont devant eux, en comptant deux.

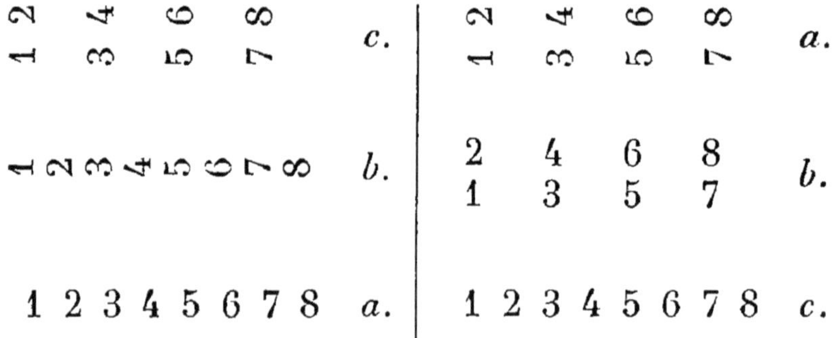

<table>
<tr><td>1 2   3 4   5 6   7 8   c.</td><td>1 2   3 4   5 6   7 8   a.</td></tr>
<tr><td>1 2 3 4 5 6 7 8   b.</td><td>2   4   6   8
1   3   5   7   b.</td></tr>
<tr><td>1 2 3 4 5 6 7 8   a.</td><td>1 2 3 4 5 6 7 8   c.</td></tr>
<tr><td>Pour doubler :
a. Position primitive.
b. En comptant un.
c. En comptant deux.</td><td>Pour dédoubler :
a. Position primitive.
b. En comptant un.
c. En comptant deux.</td></tr>
</table>

Le tableau ci-dessus représente la position des élèves pendant l'exécution des deux mouvements.

Passer de deux rangs sur quatre.

Les élèves étant alignés sur deux rangs, le professeur fait numéroter les élèves du premier rang; ceux qui sont au second ont les mêmes numéros que les élèves qui sont devant eux au premier rang; puis le professeur commande :

Pour doubler.

Par le flanc droit. Droite.

Au commandement de Droite, tous les élèves font par le flanc droit en comptant un; puis le premier rang restant immobile, les élèves du second rang font un pas à droite en comptant deux, enfin tous les numéros pairs des deux rangs se portent à la droite des numéros impairs qui sont devant eux en comptant trois.

Passer de quatre rangs sur deux.

Les élèves étant sur quatre rangs, le professeur commande :

Pour dédoubler.

Par le flanc gauche. Gauche.

Au commandement de Gauche, tous les

élèves font par le flanc gauche en comptant un, puis les numéros pairs reprennent leur place à la gauche des numéros impairs qui sont devant eux, en comptant deux, enfin le second rang fait un pas en avant en comptant trois.

La figure ci-dessous représente la position des élèves pendant l'exécution des deux mouvements :

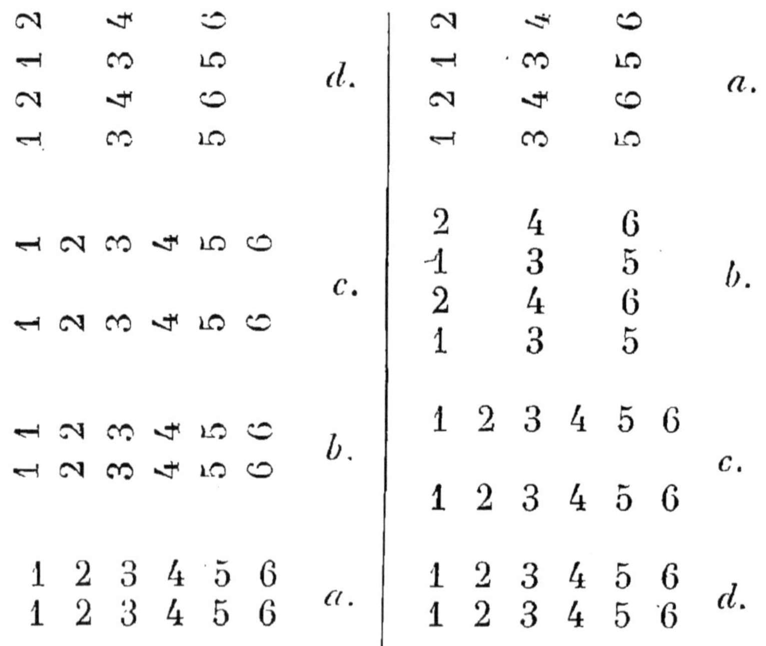

Pour doubler		Pour dédoubler	
1 2 1 2 3 4 3 4 5 6 5 6	*d.*	1 2 1 2 3 4 3 4 5 6 5 6	*a.*
1 2 3 4 5 6 1 2 3 4 5 6	*c.*	2 4 6 1 3 5 2 4 6 1 3 5	*b.*
1 1 2 2 3 3 4 4 5 5 6 6	*b.*	1 2 3 4 5 6 1 2 3 4 5 6	*c.*
1 2 3 4 5 6 1 2 3 4 5 6	*a.*	1 2 3 4 5 6 1 2 3 4 5 6	*d.*

Pour doubler :
a. Position primitive.
b. En comptant un.
c. En comptant deux.
d. En comptant trois.

Pour dédoubler :
a. Position primitive.
b. En comptant un.
c. En comptant deux.
d. En comptant trois.

Ouvrir ou serrer les intervalles. — Les élèves étant placés sur un, deux ou quatre rangs, le professeur choisit la file d'élèves sur laquelle il veut faire prendre les intervalles, la troisième file de droite par exemple, puis il commande :

Sur la troisième file de droite, vers la droite et vers la gauche, ouvrez les intervalles.

Marche.

Au commandement de Marche, les élèves de la troisième file de droite étendent les bras latéralement, les autres élèves se portent à droite ou à gauche suivant qu'ils sont placés à droite ou à gauche de la file désignée en étendant les bras latéralement, les mains ouvertes, les paumes tournées vers le sol, jusqu'à ce que l'extrémité de leurs doigts vienne toucher légèrement l'extrémité des doigts de leurs voisins. Lorsque le professeur juge que les intervalles sont bien pris, il commande :

Fixe.

A ce commandement, les élèves ramènent vivement les bras dans le rang.

Pour faire serrer les intervalles le professeur choisit la file sur laquelle il veut faire serrer les intervalles, la deuxième file de droite par exemple, puis il commande :

Sur la deuxième file de droite, vers la droite et vers la gauche, serrez les intervalles.

Marche.

Au commandement de Marche, les élèves de la deuxième file placent le poing sur la hanche, les élèves qui sont à droite de la deuxième file serrent sur celle-ci en plaçant le poing gauche sur la hanche et en tournant la tête à gauche pour s'aligner sur la deuxième file, les élèves qui sont à la gauche de la deuxième file serrent sur celle-ci en plaçant le poing gauche sur la hanche et tournant la tête à droite pour s'aligner de même.

Le professeur voyant ses élèves alignés commande :

Fixe.

A ce commandement, tous les élèves laissent tomber le bras gauche dans le rang et ramènent la tête droite.

CHAPITRE II

Exercices a mains libres.

I. — Mouvements de tête [1].

1. *Rotation de la tête à droite et à gauche en 4 temps.*

1. Tourner la tête à droite lentement sans bouger les épaules (fig. 2).

2. Ramener la tête droite.

3. Tourner la tête à gauche comme à droite.

4. Position initiale.

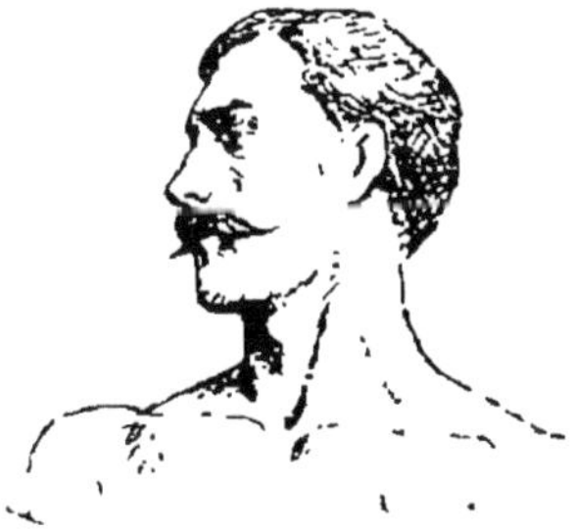

Fig. 2.

2. *Inclinaison de la tête en avant et en arrière en 4 temps.*

1. Les mouvements de tête peuvent aussi s'exécuter en faisant placer les mains sur les hanches.

1. Incliner lentement la tête en avant vers la poitrine.

2. Ramener la tête droite.

3. Renverser la tête en arrière (fig. 3).

4. Position initiale.

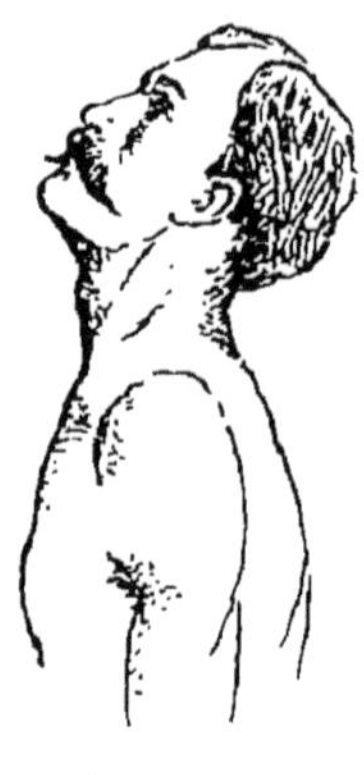

Fig. 3.

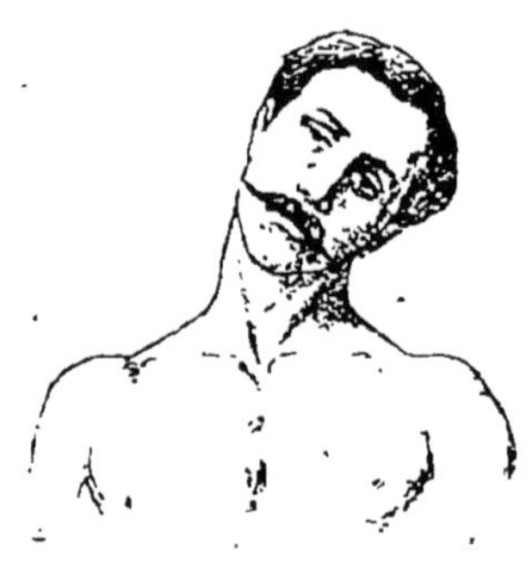

Fig. 4.

3. *Inclinaison de la tête à droite et à gauche en 4 temps.*

1. Incliner lentement la tête vers l'épaule droite.

2. Ramener la tête droite.

3. Incliner lentement la tête vers l'épaule gauche (fig. 4).

4. Position initiale.

On peut encore exécuter d'autres exercices de tête, par exemple :

Inclinaison de la tête à droite et à gauche

ou en avant et en arrière pendant qu'elle est tournée d'un côté.

Tourner la tête pendant qu'elle est inclinée.

Les exercices de tête n'ayant qu'une importance secondaire, nous nous contentons d'énoncer ces mouvements sans les décrire.

II. — Mouvements du tronc [1].

4. *Flexion du corps en avant en 2 temps.*

1. Fléchir le corps en avant sans plier les genoux, les paumes des mains tournées vers le corps jusqu'à ce que l'extrémité des doigts vienne toucher le sol.

2. Position initiale.

5. *Extension du corps en arrière avec élévation verticale des bras en 2 temps.*

1. Renverser le corps en arrière en élevant les bras verticalement, les mains ouvertes, les paumes se faisant face (fig. 5).

2. Position initiale.

6. *Flexion du corps à droite et à gauche en 4 temps.*

Pour exécuter ce mouvement on fait placer

1. Dans tous les exercices du tronc, le mot corps est employé comme synonyme du mot tronc.

les mains sur les hanches au commandement de : *En position*.

1. Incliner le corps à droite.

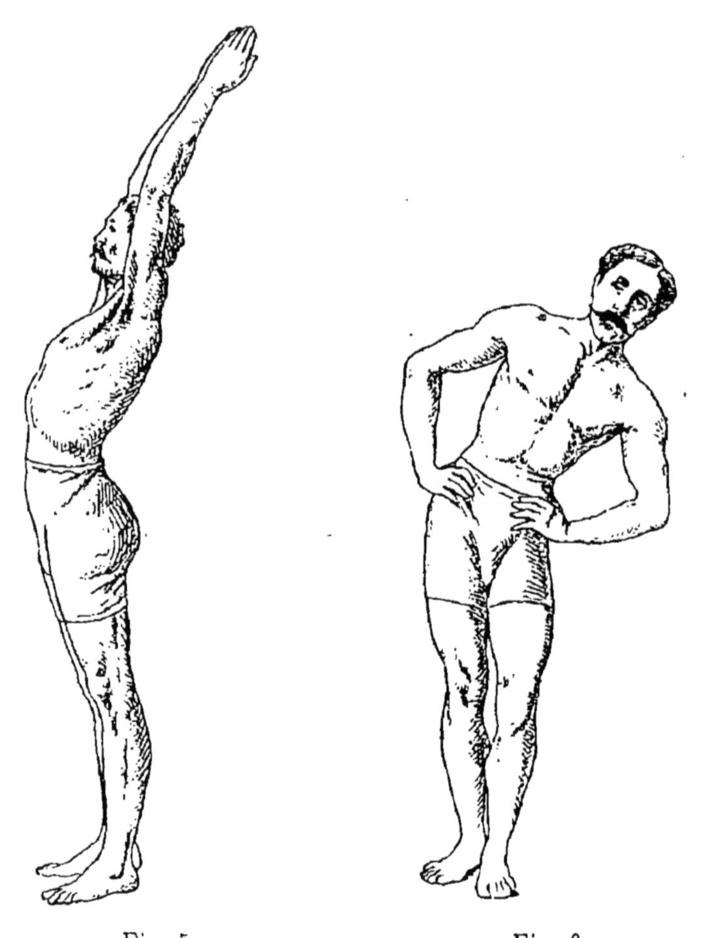

Fig. 5. Fig. 6.

2. Position première.
3. Incliner le corps à gauche (fig. 6).
4. Position première.

Au commandement de *Fixe* revenir à la position initiale.

La respiration joue un très grand rôle

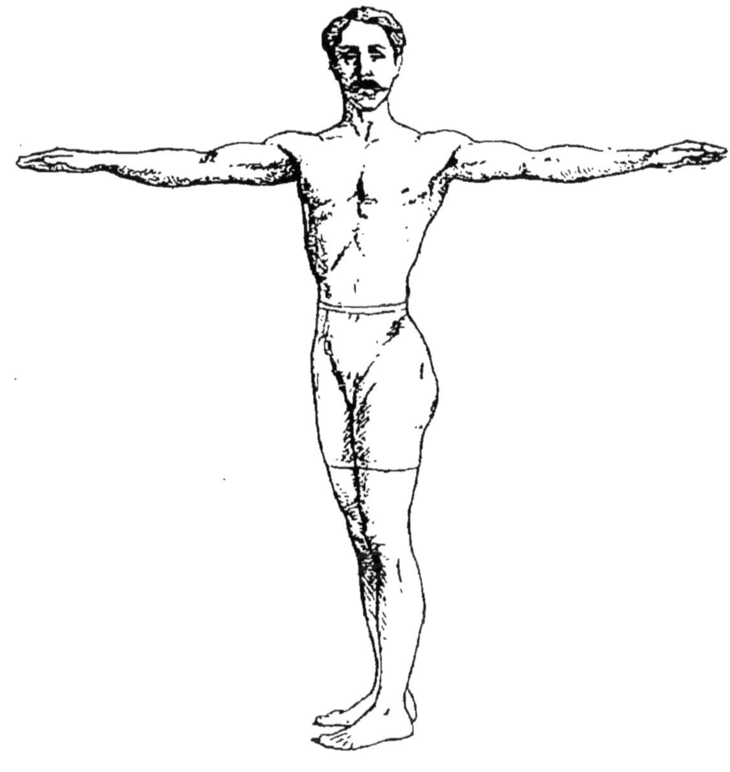

Fig. 7.

dans cet exercice qui est très important, nous en reparlerons plus loin.

7. *Torsion du corps à droite et à gauche, les bras tendus latéralement.*

Au commandement de : *En position*, élever

les bras latéralement, les mains ouvertes, les paumes face au sol.

1. Tourner le corps à droite de manière à faire face à droite sans déranger la position des pieds.

2. Revenir à la première position.

3. Tourner le corps à gauche de manière à faire face à gauche sans déranger la position des pieds (fig. 7).

4. Première position.

Au commandement de *Fixe* revenir à la position initiale.

III. — Mouvements des bras sans flexion.

8. *Mouvement horizontal des bras sans flexion en 2 temps.*

1. Élever les bras horizontalement, les mains ouvertes, les paumes se faisant face (fig. 8).

2. Position initiale.

9. *Mouvement vertical des bras sans flexion en 2 temps.*

1. Élever les bras verticalement, les mains ouvertes, les paumes se faisant face en passant par la position horizontale sans s'y arrêter (fig. 9).

2. Position initiale, en repassant par la position horizontale sans s'y arrêter.

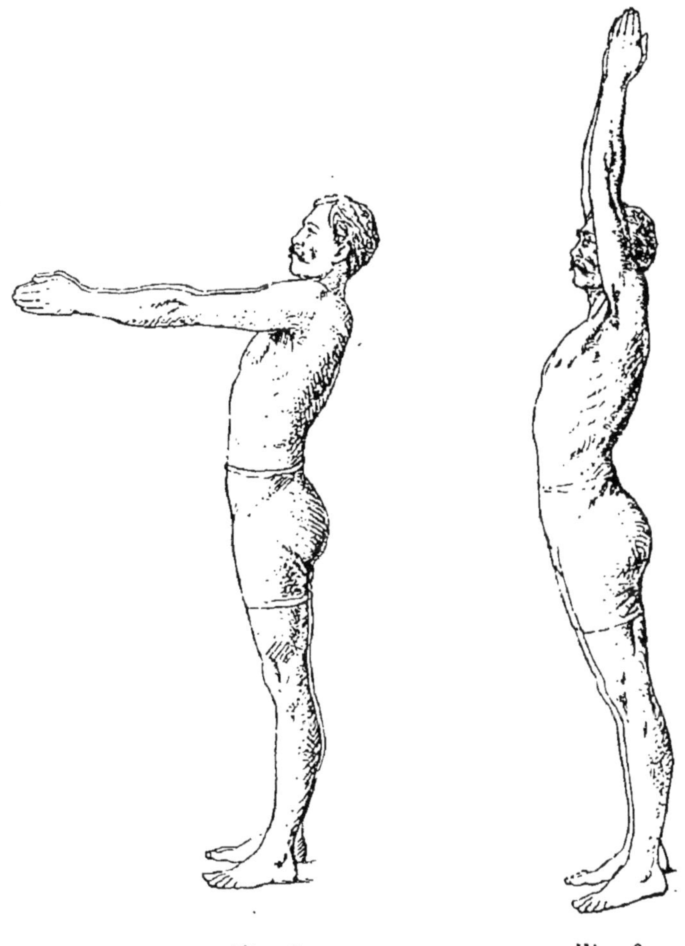

Fig. 8. Fig. 9.

10. *Mouvement latéral des bras sans flexion en 2 temps.*

1. Élever les bras latéralement (sur les

côtés), les mains ouvertes, les paumes tournées vers le sol (fig. 10).

2. Position initiale.

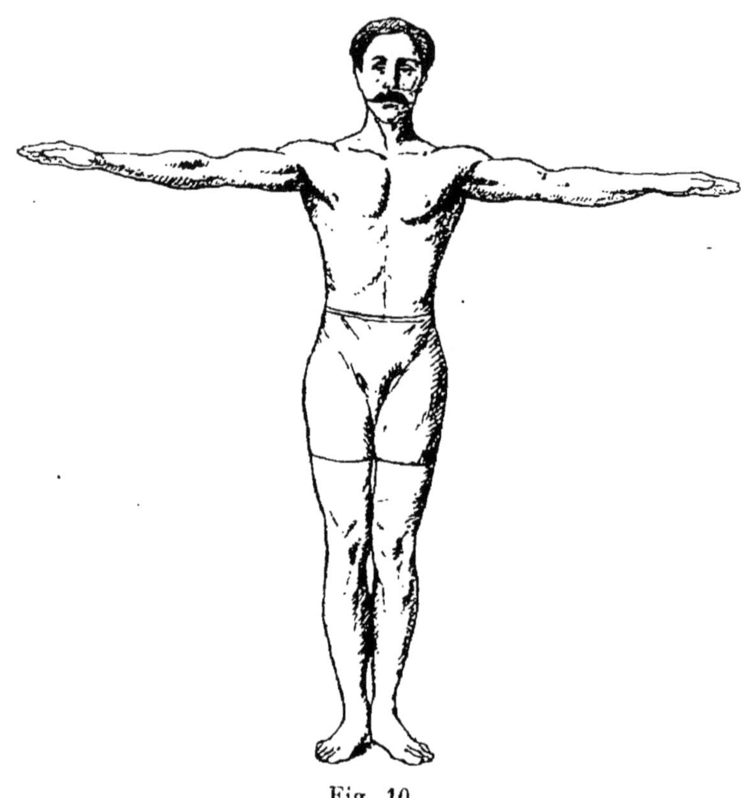

Fig. 10.

11. *Mouvement horizontal et latéral des bras sans flexion en 3 temps.*

1. Élever les bras horizontalement (comme fig. 8).

2. Étendre les bras latéralement en faisant

tourner les mains pour que les paumes viennent face au sol (comme fig. 10).

3. Position initiale.

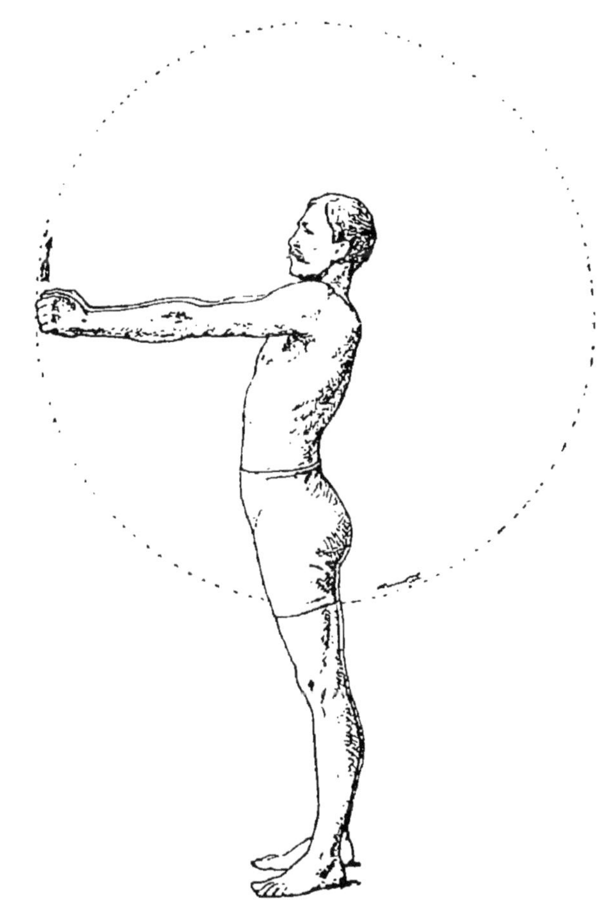

Fig. 11.

12. *Mouvement horizontal vertical et latéral des bras sans flexion en 4 temps.*

1. Élever les bras horizontalement,

les paumes se faisant face (fig. 8).

2. Les élever verticalement (fig. 9).

3. Les abaisser latéralement (fig. 10).

4. Position initiale.

13. *Circumduction des deux bras simultanément en 2 temps.*

1. Lancer les bras tendus en avant, les mains fermées de manière à leur faire décrire un cercle de bas en haut, les poings rasant les cuisses (fig. 11).

2. Recommencer le même mouvement.

Cet exercice s'exécute aussi des deux bras alternativement et d'un seul bras.

IV. — Mouvements des bras avec flexion.

14. *Mouvement horizontal des bras avec flexion en 4 temps.*

1. Porter les poings aux épaules en fléchissant les bras (fig. 12).

2. Allonger les bras horizontalement, les ongles se faisant face.

3. Ramener les poings aux épaules.

4. Position initiale.

15. *Mouvement vertical des bras avec flexion en 4 temps.*

1. Porter les poings aux épaules en fléchissant les bras (fig. 12).

2. Étendre les bras verticalement, les ongles se faisant face.

3. Ramener les poings aux épaules.

4. Position initiale.

16. *Mouvement latéral des bras avec flexion en 4 temps.*

1. Porter les poings aux épaules en fléchissant les bras (fig. 12).

2. Étendre les bras latéralement, les ongles face au sol.

3. Ramener les poings aux épaules.

4. Position initiale.

17. *Mouvement horizontal des bras avec flexion en les portant ensuite tendus sur les côtés en 4 temps.*

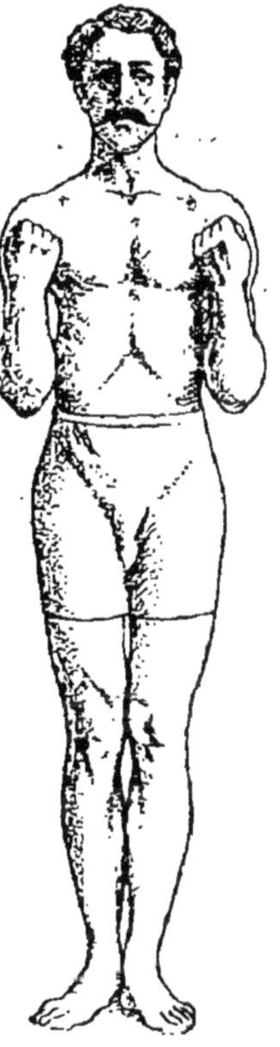

Fig. 12.

1. Porter les poings aux épaules en fléchissant les bras (fig. 12).

2. Allonger les bras horizontalement en ouvrant les mains, les paumes se faisant face.

3. Étendre les bras latéralement, les mains

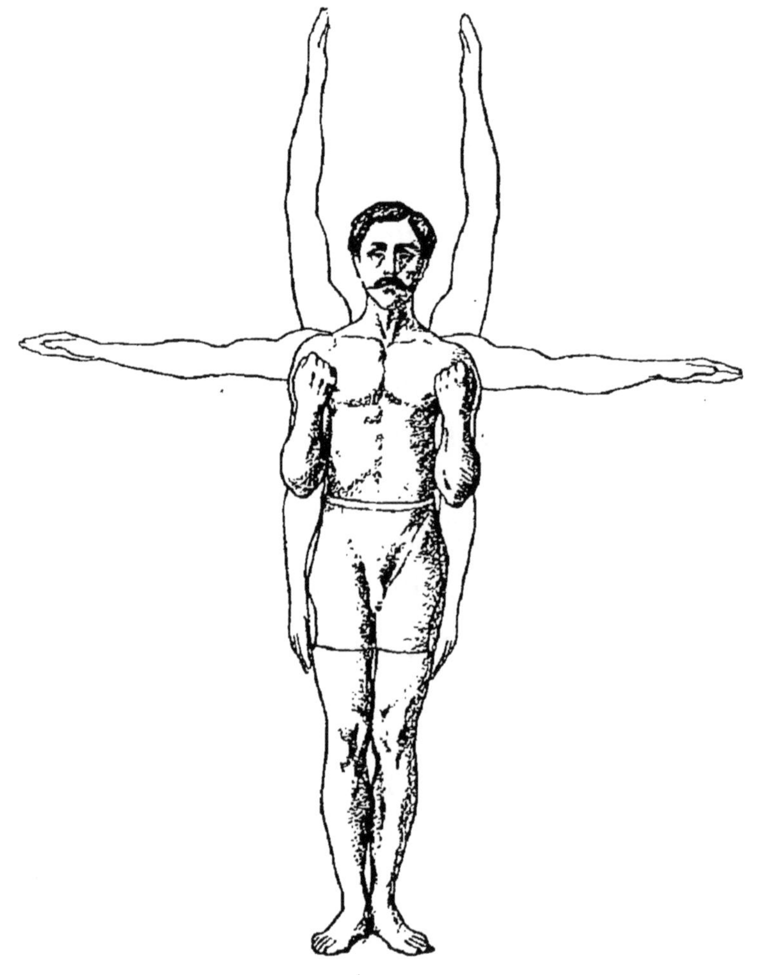

Fig. 13.

toujours ouvertes, les paumes tournées vers le sol.

4. Position initiale.

18. *Mouvement vertical des bras avec flexion en les portant ensuite tendus sur les côtés en 4 temps.*

1. Porter les poings aux épaules en fléchissant les bras (fig. 13).

2. Élever les bras verticalement en ouvrant les mains, les paumes se faisant face (fig. 13).

3. Abaisser les bras latéralement, les mains toujours ouvertes, les paumes face au sol (fig. 13).

4. Position initiale.

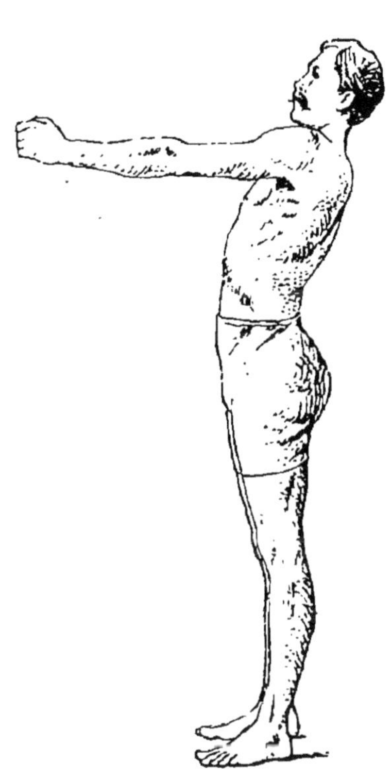

Fig. 14.

19. *Mouvement horizontal des bras avec flexion en 2 temps.*

Au commandement de : *En position*, étendre les bras horizontalement, les mains fermées (fig. 14).

1. Retirer vivement les coudes en arrière

le plus possible en rasant le corps et en fléchissant les bras (fig. 15).

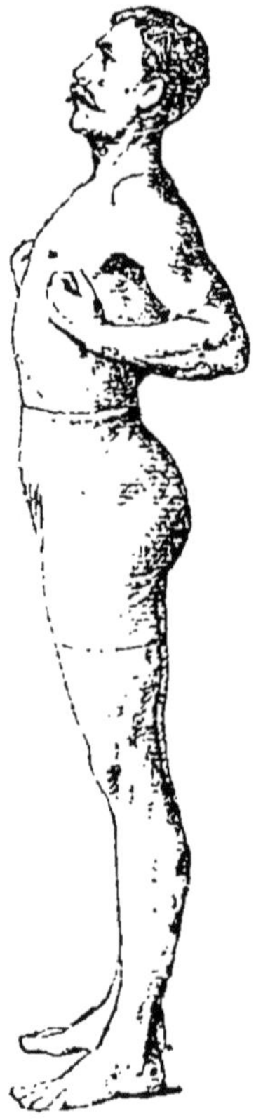

2. Reporter les bras en avant comme au commandement de : *En position.*

Au commandement de : *Fixe* revenir à la position initiale.

Fig. 15.

V. — Mouvements des jambes sans flexion.

Tous les mouvements de jambes sans flexion sont des mouvements *alternatifs*. Ils s'exécutent les mains sur les hanches. Le professeur commande pour cela : *En position.*

20. *Mouvement horizontal des jambes sans flexion en 4 temps.*

1. Elever la jambe gauche tendue en avant, la pointe du pied baissée.
2. Revenir à la première position.
3. Elever la jambe droite tendue en avant, la pointe du pied baissée.
4. Revenir à la première position.

21. *Mouvement latéral des jambes sans flexion en 4 temps.*

1. Elever latéralement la jambe gauche tendue la pointe du pied en dehors.

2. Revenir à la première position.

3. Elever latéralement la jambe droite tendue la pointe du pied en dehors.

4. Revenir à la première position.

22. *Mouvement horizontal et latéral des jambes sans flexion en 3 temps.*

1. Elever la jambe gauche tendue en avant, la pointe du pied baissée.

2. La porter latéralement la pointe du pied en dehors.

3. Revenir à la première position.

Recommencer ensuite les trois temps avec la jambe droite.

Après l'exécution de ces mouvements le professeur commande : *Fixe*, les élèves reviennent à la position initiale.

VI. — Mouvements des jambes avec flexion.

23. *Flexion des jambes sous les cuisses en 4 temps.*

1. Fléchir la jambe gauche en arrière sans bouger la cuisse.

2. Position initiale.

3. Fléchir la jambe droite en arrière sans bouger la cuisse.

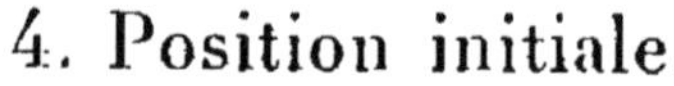

4. Position initiale.

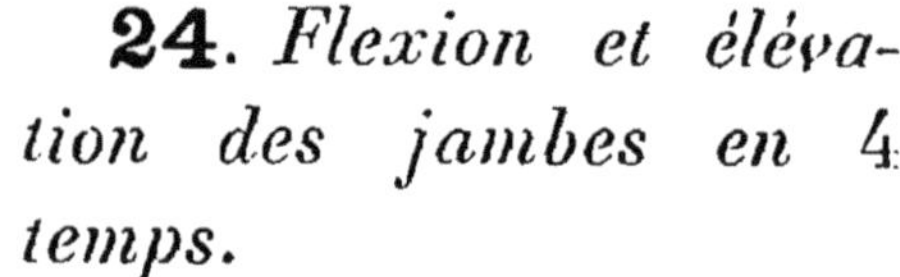

24. *Flexion et élévation des jambes en 4 temps.*

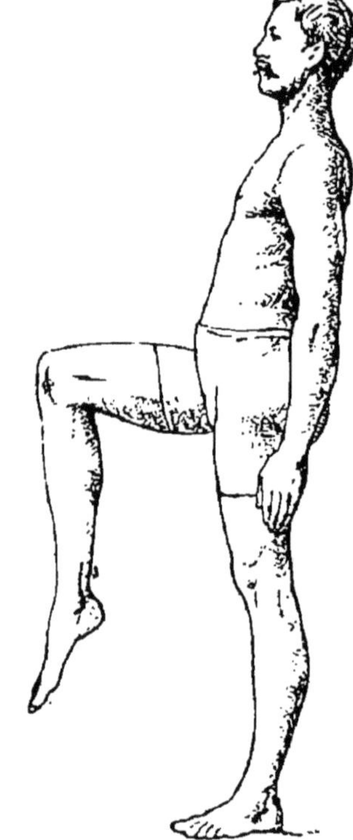

Fig. 16.

1. Elever le genou gauche la cuisse horizontale, la jambe tombante, la pointe du pied baissée vers le sol.

2. Position initiale.

3. Elever le genou droit, la cuisse horizontale, la jambe tombante, la pointe du pied baissée vers le sol (fig. 16).

4. Position initiale.

25. *Flexion, élévation et extension des jambes en 4 temps.*

1. Elever le genou gauche, la cuisse horizontale, la jambe tombante, la pointe du pied baissée vers le sol (fig. 16).

2. Etendre la jambe dans le prolongement de la cuisse en baissant la pointe du pied.

3. Ramener la jambe tombante comme au premier temps.

4. Position initiale.

Même mouvement avec la jambe droite.

VII. — Mouvements des bras, des jambes et du tronc.

26. *Mouvement simultané des extrémités droites en avant en 2 temps.*

Au commandement de : *En position*, faire un demi à gauche, avancer le pied droit de 60 centimètres environ, la jambe gauche tendue, le bras droit allongé en avant, le poing droit à hauteur de l'épaule, la tête droite, l'épaule gauche effacée (fig. 17).

1. Redresser le corps en rapportant le pied droit près du gauche, faire décrire au poing droit une rotation de bas en haut, ce poing venant raser la poitrine, allonger de nouveau le bras droit vigoureusement en reportant le pied droit en avant.

2. Recommencer le même mouvement qu'au premier temps.

Au commandement de : *Fixe*, revenir à la position initiale.

26 bis. On exécute le même mouvement sur les extrémités gauches.

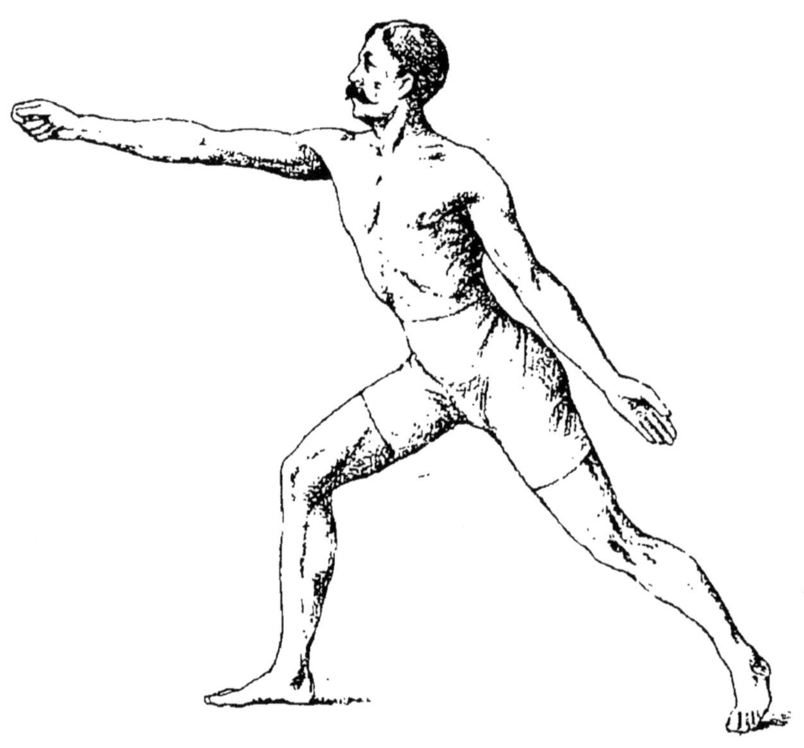

Fig. 17.

27. *Flexion sur les extrémités inférieures avec mouvement horizontal et latéral des bras sans flexion en 3 temps.*

1. Fléchir sur la pointe des pieds, le corps

restant droit en portant les bras tendus en avant les mains ouvertes, les paumes se faisant face (fig. 18).

2. Se relever en étendant les bras latéralement les paumes des mains face au sol.

3. Position initiale.

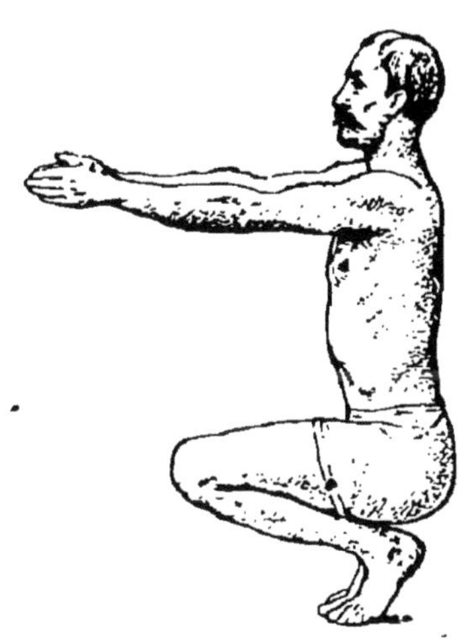

Fig. 18.

28. *Flexion du corps en avant sur la cuisse droite et sur la cuisse gauche avec mouvement vertical des bras avec flexion en 4 temps.*

1. Porter le pied droit à environ 50 centimètres en avant, en même temps incliner le haut du corps en avant, le jarret gauche tendu, les mains fermées, jusqu'à ce que les poings arrivent près du sol.

2. Se redresser et porter en même temps les poings aux épaules.

3. Elever les bras verticalement, les ongles se faisant face, les yeux suivant le mouvement.

4. Ramener les poings aux épaules en

même temps que le pied droit près du gauche.

Répéter les 4 temps sur la cuisse gauche.

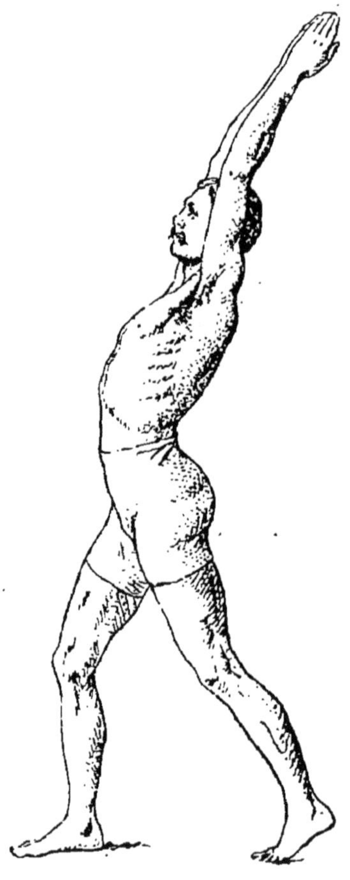

Fig. 19.

Au commandement de : *Cessez*, laisser tomber les mains dans le rang et revenir à la position initiale.

29. *Flexion du corps en avant sur la cuisse droite et la cuisse gauche avec mouvement vertical et latéral des bras sans flexion en 4 temps.*

1. Elever les bras tendus au-dessus de la tête, les mains ouvertes, les paumes se faisant face, et avancer en même temps le pied droit d'environ 50 centimètres en avant (fig. 19).

2. Incliner le haut du corps en avant le jarret gauche tendu jusqu'à ce que les doigts arrivent près du sol.

3. Relever le corps et revenir à la position du premier temps (fig. 19).

4. Descendre les bras latéralement en ramenant le pied droit près du gauche (position initiale).

Répéter les 4 temps sur la cuisse gauche.

CHAPITRE III

Exercices avec les haltères.

Les haltères sont des instruments très simples; deux boules de fonte reliées entre elles par une tige rigide forment un haltère.

On en fabrique aussi entièrement en bois, pour les petits enfants.

L'emploi des haltères dans les exercices de gymnastique développe la force musculaire. Dans l'exécution des mouvements, le déploiement de force musculaire est proportionnel au poids des masses soulevées.

Il est nécessaire de proportionner le poids des haltères, à l'âge, au tempérament et à la force des élèves.

Avant huit ans chaque haltère ne devra pas peser plus de 500 grammes. On augmentera le poids des haltères de 250 grammes tous les deux ans, sans que cette règle soit rigoureuse. Cette augmentation du poids des haltères doit toujours être faite après entente entre le docteur et le professeur.

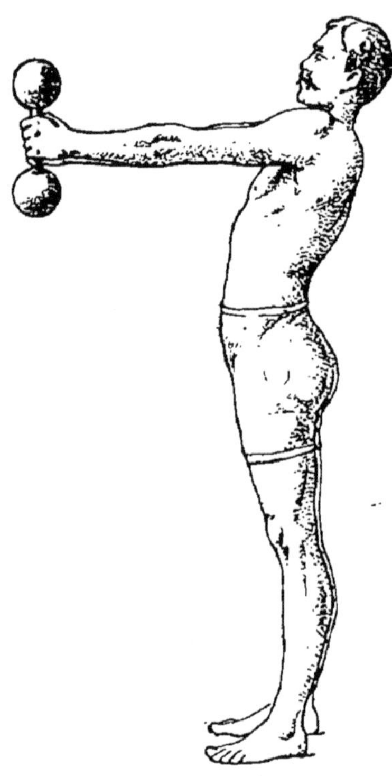

Fig. 20.

30. *Mouvement horizontal des bras sans flexion en 2 temps.*

1. Elever les bras horizontalement, les mains fermées, autour de la tige rigide reliant les deux sphères, les ongles se faisant face, les poings écartés à la largeur des épaules (fig. 20).

2. Revenir à la position initiale.

31. *Mouvement vertical des bras sans flexion en 2 temps.*

1. Elever les bras verticalement, les ongles se faisant face, en passant par la posi-

tion horizontale sans s'y arrêter (fig. 9).

2. Position initiale en repassant par la position horizontale sans s'y arrêter.

32. *Mouvement latéral des bras sans flexion en 2 temps.*

1. Elever les bras latéralement (sur les côtés) les ongles tournés vers le sol (fig. 10).

2. Position initiale.

33. *Mouvement horizontal et latéral des bras sans flexion en 3 temps.*

1. Elever les bras horizontalement, les mains fermées, autour de la tige rigide reliant les deux sphères, les ongles se faisant face les poings écartés à la largeur des épaules (fig. 20).

2. Etendre les bras latéralement en faisant tourner les poings de manière que les ongles viennent face au sol.

3. Position initiale.

34. *Mouvement horizontal, vertical et latéral des bras sans flexion en 4 temps.*

1. Elever les bras horizontalement, les ongles se faisant face (comme à l'exercice 33).

2. Les élever verticalement, les ongles se faisant face.

3. Les abaisser latéralement en faisant tourner les poings pour amener les ongles face au sol.

4. Position initiale.

35. *Mouvement horizontal des bras avec flexion en 4 temps.*

1. Porter les poings aux épaules en fléchissant les bras (fig. 12).

2. Allonger les bras horizontalement, les ongles se faisant face.

3. Ramener les poings aux épaules.

4. Position initiale.

36. *Mouvement vertical des bras avec flexion en 4 temps.*

1. Porter les poings aux épaules en fléchissant les bras (fig. 12).

2. Elever verticalement les bras les ongles se faisant face.

3. Ramener les poings aux épaules.

4. Position initiale.

37. *Mouvement latéral des bras avec flexion en 4 temps.*

1. Porter les poings aux épaules en fléchissant les bras.

2. Etendre latéralement les bras les ongles face en avant.

3. Ramener les poings aux épaules.

4. Position initiale.

38. *Mouvement horizontal des bras avec flexion en les portant ensuite tendus sur les côtés en 4 temps.*

1. Porter les poings aux épaules en fléchissant les bras (fig. 12).

2. Allonger les bras horizontalement les ongles se faisant face (fig. 20).

3. Etendre les bras latéralement en tournant les poings pour que les ongles viennent face au sol.

4. Position initiale.

39. *Mouvement vertical des bras avec flexion en les portant ensuite tendus sur les côtés en 4 temps.*

1. Porter les poings aux épaules en fléchissant les bras (fig. 12).

2. Elever les bras verticalement les ongles se faisant face.

3. Abaisser les bras latéralement en tournant les poings pour que les ongles viennent face au sol.

4. Position initiale.

40. *Mouvement horizontal des bras avec flexion en 2 temps.*

Au commandement de : *En position*, élever les bras horizontalement, les ongles se faisant face (fig. 14).

1. Retirer vivement les coudes en arrière, le plus possible en rasant le corps et en fléchissant les bras (fig. 15).

2. Reporter les bras en avant comme au commandement de : *En position*.

Au commandement de : *Fixe*, revenir à la position initiale.

41. *Flexion sur les extrémités inférieures avec mouvement horizontal et latéral des bras sans flexion en 3 temps.*

1. Fléchir sur la pointe des pieds, le corps restant droit en portant en même temps les bras tendus en avant, les ongles se faisant face (fig. 18).

2. Se relever en étendant les bras latéralement les ongles face au sol.

3. Position initiale.

42. *Flexion du corps en avant sur la cuisse droite et la cuisse gauche avec mouvement vertical des bras avec flexion en 4 temps.*

1. Porter le pied droit à environ 50 centimètres en avant, en même temps incliner le haut du corps en avant, le jarret gauche

tendu, les ongles se faisant face, jusqu'à ce que les poings arrivent près du sol.

2. Se redresser et porter en même temps les poings aux épaules.

3. Elever les bras verticalement, les ongles se faisant face, les yeux suivant le mouvement.

4. Ramener les poings aux épaules en même temps que le pied droit près du gauche.

Répéter les 4 temps sur la cuisse gauche.

Au commandement de : *Cessez*, laisser tomber les bras dans le rang et revenir à la position initiale.

43. *Flexion du corps en avant sur la cuisse droite et la cuisse gauche avec mouvement vertical et latéral des bras sans flexion en 4 temps.*

1. Elever les bras tendus verticalement, les ongles se faisant face et avancer en même temps le pied droit d'environ 50 centimètres en avant (fig. 19).

2. Incliner le haut du corps en avant, le jarret gauche tendu jusqu'à ce que les poings arrivent près du sol.

3. Relever le corps et revenir à la position du premier temps.

4. Descendre les bras latéralement en ramenant le pied droit près du gauche (position initiale).

Répéter les 4 temps sur la cuisse gauche.

CHAPITRE IV

EXERCICES AVEC LA BARRE A SPHÈRES.

La barre à sphères se compose d'une tige de bois d'environ 1 m. 25 de longueur, aux extrémités de laquelle se trouvent deux masses sphériques en bois ou en fonte.

Ordinairement ces deux masses sphériques ont le même poids, il n'en est pas toujours ainsi cependant. Il est des cas en gymnastique rationnelle où il est bon de donner à l'élève une barre dont une des sphères est plus lourde que l'autre. Nous verrons plus loin l'importance de cette observation (voir page 105).

Pour les mouvements avec la barre à sphères, il y a deux positions initiales :

1° Avec prise ordinaire ;

2° Avec prise écartée.

Dans la prise ordinaire la barre est saisie par les mains à une largeur sensiblement égale à celle des épaules.

Dans la prise écartée l'écartement des mains est plus grand que la largeur des épaules.

Dans la fig. 21 la prise est ordinaire.

Dans la fig. 25 la prise est écartée.

Dans les deux cas la barre est toujours saisie par les mains en pronation.

I. — Mouvements avec prise ordinaire.

44. *Mouvement horizontal des bras sans flexion en 2 temps.*

1. Elever la barre horizontalement en avant les bras tendus, les ongles tournés vers le sol.

2. Position initiale.

45. *Mouvement vertical des bras sans flexion en 2 temps.*

1. Elever la barre verticalement les bras tendus en passant par la position horizontale sans s'y arrêter (fig. 21).

2. Abaisser la barre pour revenir à la position initiale en passant par la position horizontale sans s'y arrêter.

46. *Mouvement horizontal des bras avec flexion en 4 temps.*

1. Porter la barre à hauteur des épaules,

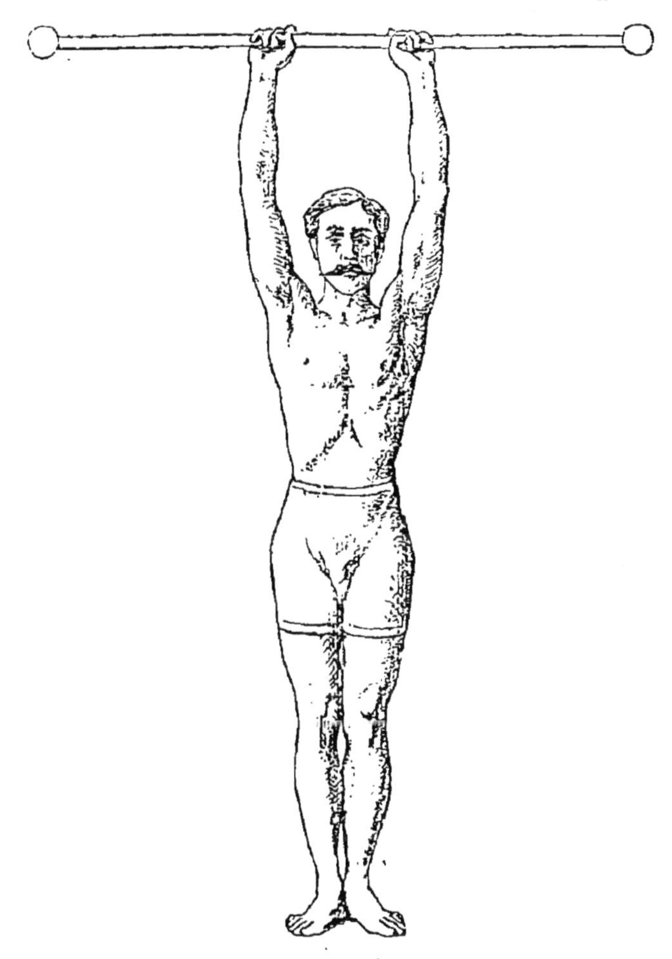

Fig. 21.

contre le corps en fléchissant les bras (fig. 22).

2. Etendre les bras horizontalement, la barre à la hauteur des épaules.

3. Revenir à la position prise au premier temps.

4. Position initiale.

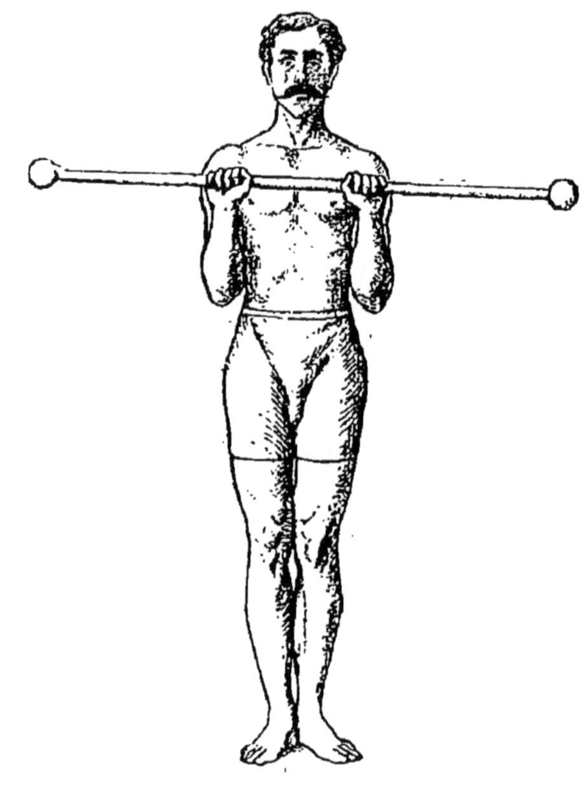

Fig. 22.

47. *Mouvement vertical des bras avec flexion en 4 temps.*

1. Porter la barre à la hauteur des épaules, contre le corps en fléchissant les bras (fig. 22).

2. Elever les bras verticalement (fig. 21).

3. Revenir à la position prise au premier temps.

4. Position initiale.

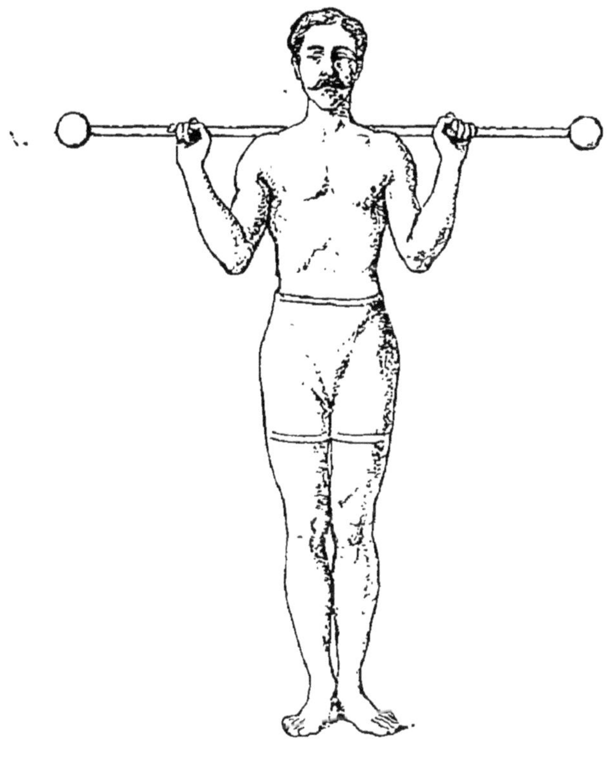

Fig. 23.

48. *Porter la barre au-dessus de la tête et derrière le cou en 4 temps.*

1. Elever la barre verticalement les bras tendus en passant par la position horizontale sans s'y arrêter (fig. 21).

2. Descendre la barre derrière le cou sans bouger la tête et sans écarter les mains [1].

3. Elever la barre pour revenir à la position prise au premier temps.

4. Abaisser la barre pour revenir à la position initiale en passant sans s'y arrêter par la position horizontale.

II. — Mouvements avec prise écartée.

49. *Mouvement de la barre autour du corps alternativement du bras droit et du bras gauche en 4 temps.*

1. Elever la barre verticalement avec la main droite, en allongeant le bras gauche, l'avant-bras droit au-dessus de la tête.

2. Abaisser le bras droit en arrière en l'allongeant de manière que la barre vienne horizontalement en arrière et en bas du tronc (fig. 25).

3. Relever le bras gauche de manière que l'avant-bras gauche vienne au-dessus de la tête, le bras droit restant tendu (fig. 24).

4. Revenir à la position initiale.

1. Pour l'exécution de ce mouvement on peut laisser prendre la prise un peu plus écartée que la largeur des épaules.

50. *Mouvement de la barre autour du corps alternativement du bras gauche et du bras droit en 4 temps.*

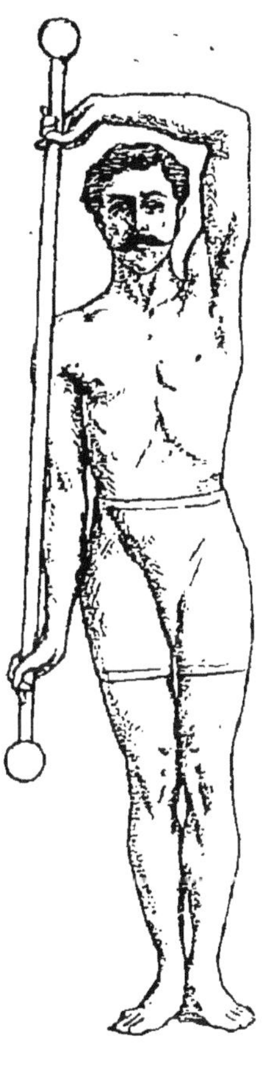

Fig. 24.

1. Elever la barre verticalement avec la main gauche en allongeant le bras droit, l'avant-bras gauche au-dessus de la tête (fig. 24).

2. Abaisser le bras gauche en arrière en l'allongeant de manière que la barre vienne horizontalement en arrière et en bas du tronc (fig. 25).

3. Relever le bras droit de manière que l'avant-bras droit vienne au-dessus de la tête, le bras gauche restant tendu.

4. Revenir à la position initiale.

51. *Mouvement de la barre autour du corps du bras droit en 4 temps.*

1 et 2. Mêmes mouvements qu'à 1 et 2 de l'exercice 49.

3 et 4. Mêmes mouvements qu'à 1 et 2 de l'exercice 50.

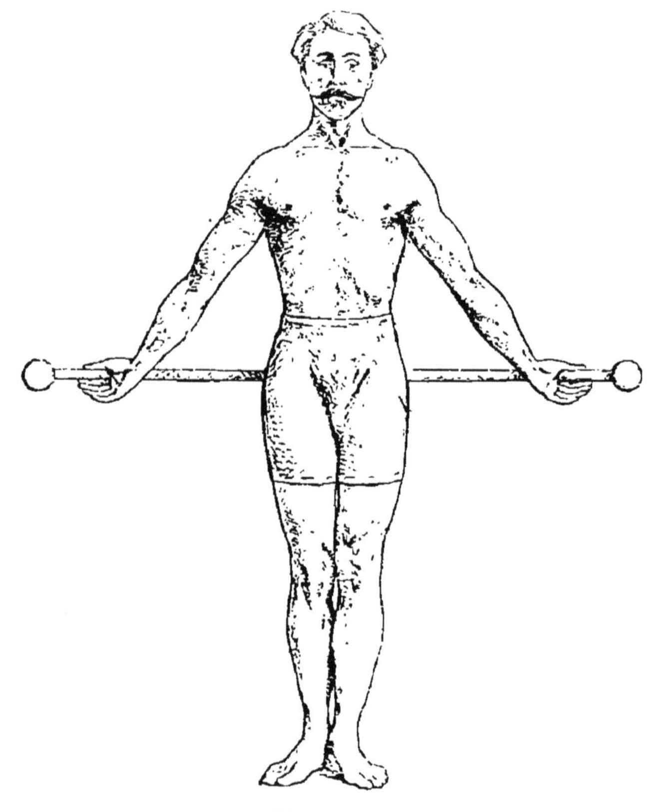

Fig. 25.

52. *Mouvement de la barre autour du corps du bras gauche en 4 temps.*

1 et 2. Mêmes mouvements qu'à 1 et 2 de l'exercice 50.

3 et 4. Mêmes mouvements qu'à 3 et 4 de l'exercice 49.

53. *Mouvement de la barre au-dessus et en arrière du corps, des deux bras simultanément en 4 temps.*

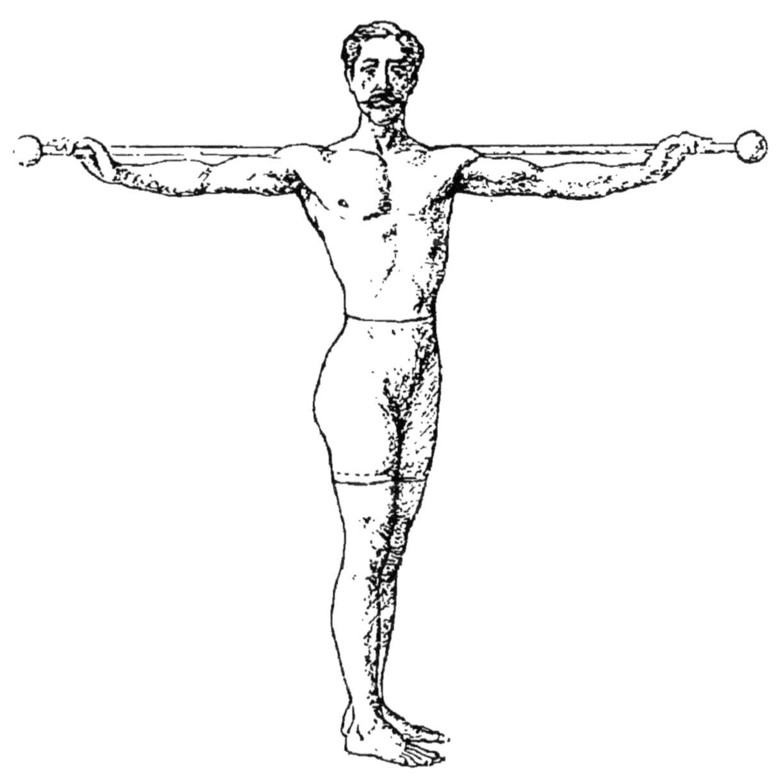

Fig. 26.

1. Elever la barre horizontale au-dessus de la tête, les bras tendus.

2. Descendre la barre derrière le corps en bas du tronc (fig. 25).

3. Relever la barre au-dessus de la tête, les bras tendus.

4. Position initiale.

54. *Torsion du corps à droite et à gauche la barre placée horizontalement en arrière en 4 temps.*

Au commandement de : *En position*, faire passer la barre au-dessus de la tête et la placer horizontalement en arrière du corps, les bras bien tendus.

1. Tourner le corps d'un quart de cercle à droite sans bouger les pieds (fig. 26).

2. Revenir à la première position.

3. Tourner le corps d'un quart de cercle à gauche sans bouger les pieds.

4. Revenir à la première position.

Au commandement de : *Fixe*, ramener la barre devant le corps en la faisant repasser au-dessus de la tête.

CHAPITRE V

Exercices avec le sthénogène.

Le sthénogène peut être considéré comme une barre à sphères perfectionnée. Comme son nom l'indique (σθένος, force, et γενναω, j'engendre) cet instrument a pour but de développer la force musculaire. Il est entièrement en métal et se compose d'une tige rigide le long de laquelle glissent en sens inverse deux cylindres creux d'égale longueur, séparés par une virole fixe, occupant le milieu de l'instrument. Entre la tige rigide et les deux cylindres se trouvent placés deux ressorts à boudin, disposés de telle manière que les deux cylindres ne peuvent s'écarter qu'en sens inverse, doublant quand ils sont au bout de leur course la longueur de l'instrument et exigeant pour cela un effort égal à la résistance des ressorts.

On construit des sthénogènes de poids et de résistance variés. Il sera donc toujours facile de les choisir en rapport avec la force et l'âge des enfants qui devront s'en servir.

« En exécutant les mêmes mouvements qu'avec la barre à sphères on fait en même temps des efforts musculaires dans les différentes directions grâce aux ressorts de l'appareil, ressorts si merveilleusement combinés que la résistance est à peu près la même partout. Résultat : travail des muscles de la poitrine, du dos, des épaules et des bras ; développement de la cage thoracique [1]. »

M. Jarry, professeur au lycée Janson-de-Sailly, écrivait en parlant du sthénogène :

« Son idée est ingénieuse, car elle permet à un sujet de se livrer simultanément ou alternativement à un double travail musculaire, qui, étant dirigé convenablement par la physiologie, peut devenir un agent très sûr dans la guérison de beaucoup de déviations, ce qui n'empêche pas un homme bien fait de s'en servir avantageusement aussi

1. Extrait du journal *le Gymnaste*, n° 47.

pour se développer harmoniquement. »

Cet appareil a été inventé par un professeur de gymnastique suisse, M. Wild; il est construit très solidement et très élégamment par la *Corderie centrale* [1].

Nous ne saurions mieux faire que de le recommander aux professeurs de gymnastique et en particulier à ceux qui s'occupent de gymnastique rationnelle. Ils arriveront à des résultats surprenants en peu de temps [2].

Les mouvements avec le sthénogène s'exécutent en partant de trois positions initiales :

1° A prise ordinaire;

2° A prise serrée;

3° A prise écartée.

1. Corderie centrale, 12, boulevard Sébastopol, Paris.

2. Nous avons eu entre les mains un appareil construit il y a déjà un certain nombre d'années par M. Pichery et présentant dans son principe une certaine analogie avec le sthénogène. Il se compose d'une série de ressorts à boudin, terminée par une poignée à chaque extrémité. Il a l'inconvénient de n'être pas rigide, ne permet que les mouvements à prise très écartée et est loin de présenter les mêmes avantages que le sthénogène.

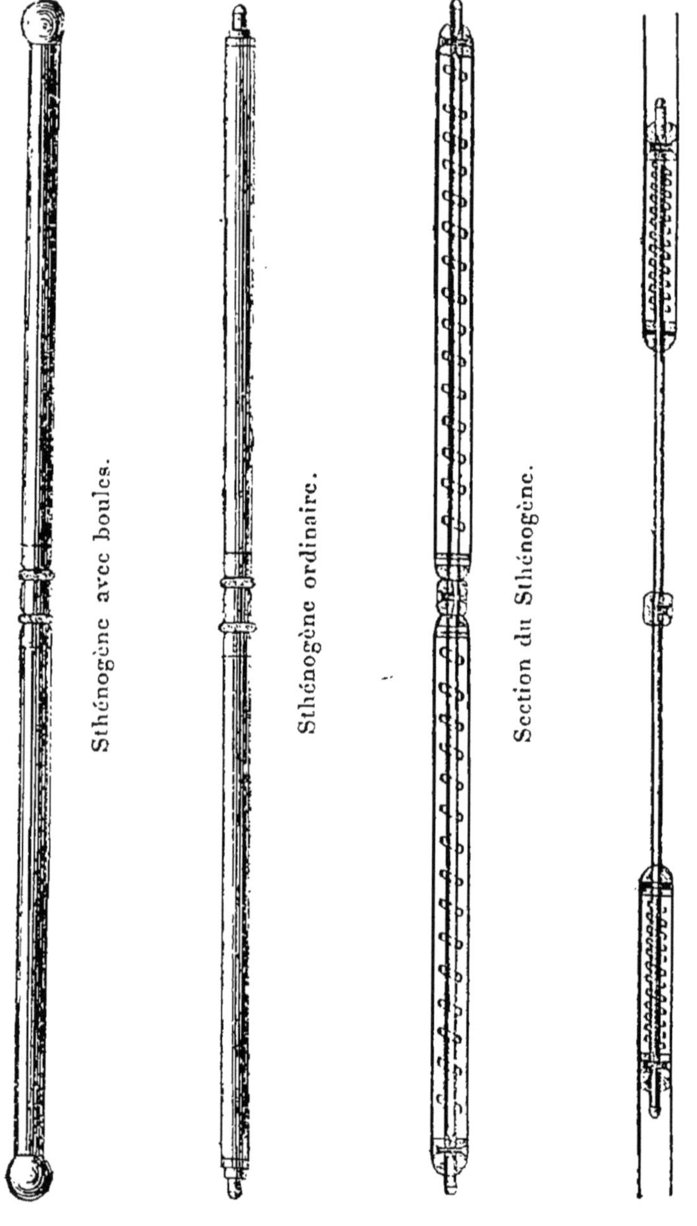

Sthénogène avec boules.

Sthénogène ordinaire.

Section du Sthénogène.

Section du Sthénogène allongé.

I. — Mouvements à prise ordinaire.

Pour les mouvements à prise ordinaire, la position initiale est toujours la même, les bras tombant, les mains tenant le sthénogène en pronation et écartées à une distance sensiblement égale à la largeur des épaules.

55. *Extension latérale et alternative des bras, sthénogène en avant contre la poitrine en 4 temps.*

En position : Porter le sthénogène à hauteur des épaules en fléchissant les bras.

1. Etendre le bras droit latéralement sans bouger le bras gauche.

2. Revenir à la première position.

3. Etendre le bras gauche sans bouger le bras droit (fig. 28).

4. Première position.

Au commandement de *Fixe* : Revenir à la position initiale.

56. *Extension latérale et alternative des bras, sthénogène derrière le cou en 4 temps.*

En position : Placer le sthénogène derrière le cou en le passant au-dessus de la tête.

1. Etendre latéralement le bras droit sans bouger le bras gauche.

2. Revenir à la première position.

3. Etendre latéralement le bras gauche sans bouger le bras droit (fig. 29).

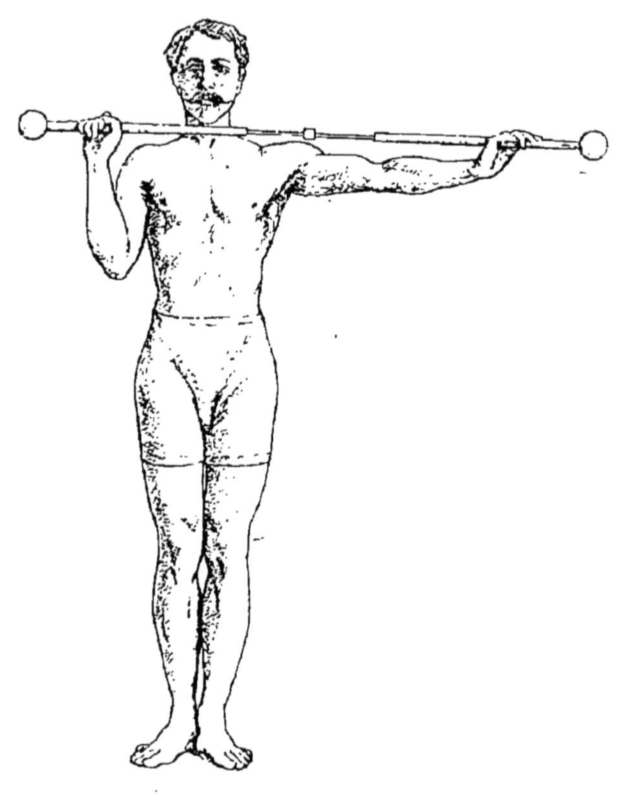

Fig. 28.

4. Première position.

Fixe : Position initiale.

57. *Extension latérale et alternative des bras, sthénogène au-dessus de la tête en 4 temps.*

En position : Elever les bras tendus verticalement pour placer le sthénogène au-dessus de la tête.

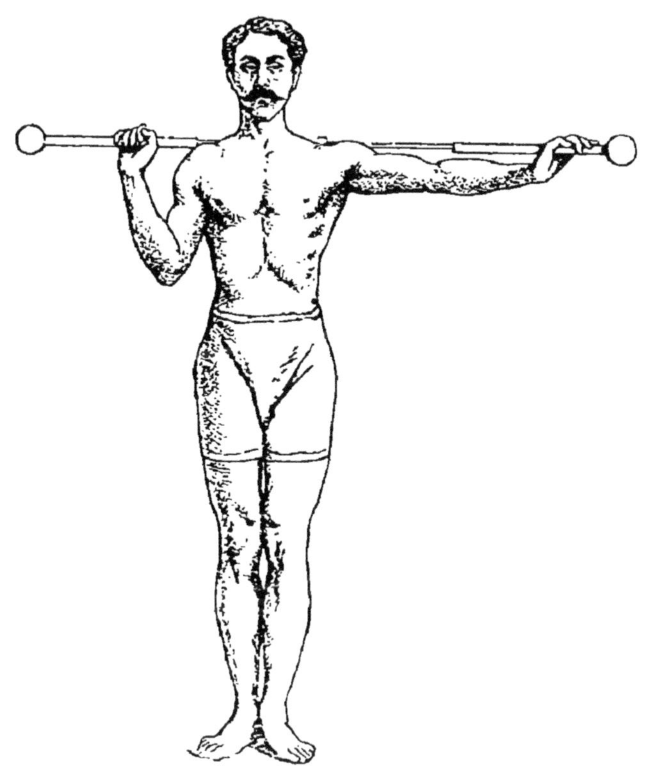

Fig. 29.

1. Baisser le bras droit latéralement sans bouger le bras gauche de manière que les deux forment un angle droit (fig. 30).
2. Première position.
3. Baisser le bras gauche latéralement

sans bouger le bras droit de manière que les deux forment un angle droit.

4. Première position.

Fixe : Position initiale.

58. *Extension latérale et simultanée des bras, sthénogène au-dessus de la tête en 2 temps.*

En position : Placer le sthénogène au-dessus de la tête en élevant les bras tendus verticalement.

1. Baisser simultanément les bras tendus de côté (fig. 31).

2. Première position.

Fixe : Position initiale.

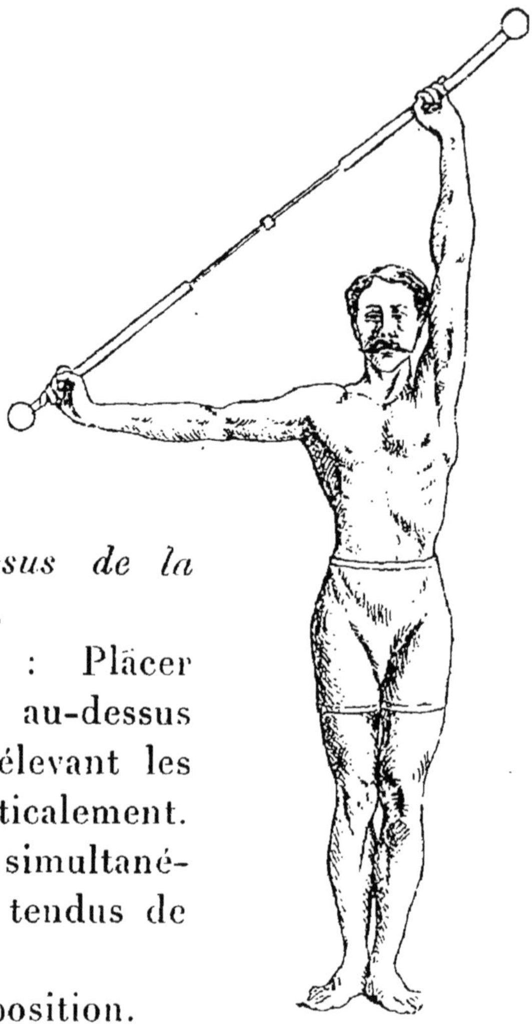

Fig. 31.

59. *Extension latérale et alternative des bras, sthénogène horizontal en avant en 4 temps*

En position : Elever les bras tendus en avant les mains à hauteur des épaules.

1. Etendre le bras droit latéralement jus-

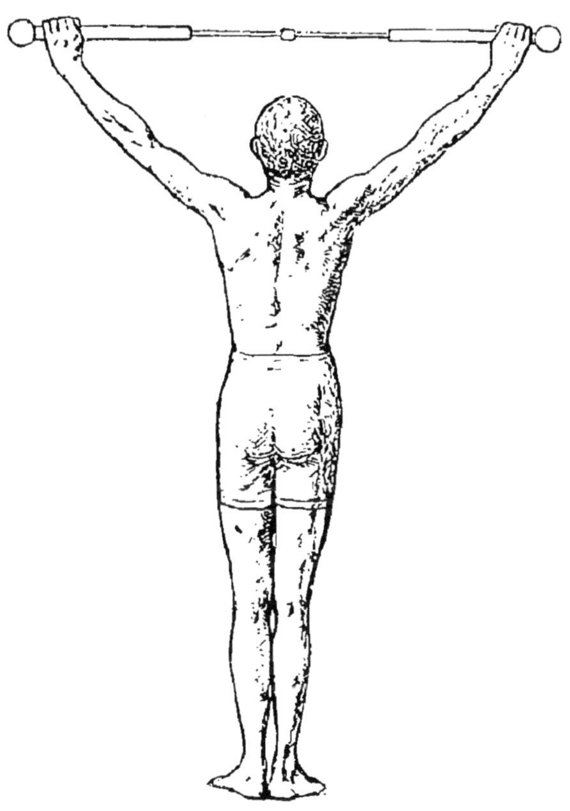

Fig. 31.

qu'à ce qu'il forme un angle droit avec le bras gauche (fig. 32).

2. Première position.

3. Etendre le bras gauche latéralement

jusqu'à ce qu'il forme un angle droit avec le bras droit.

4. Première position.

Fixe : Position initiale.

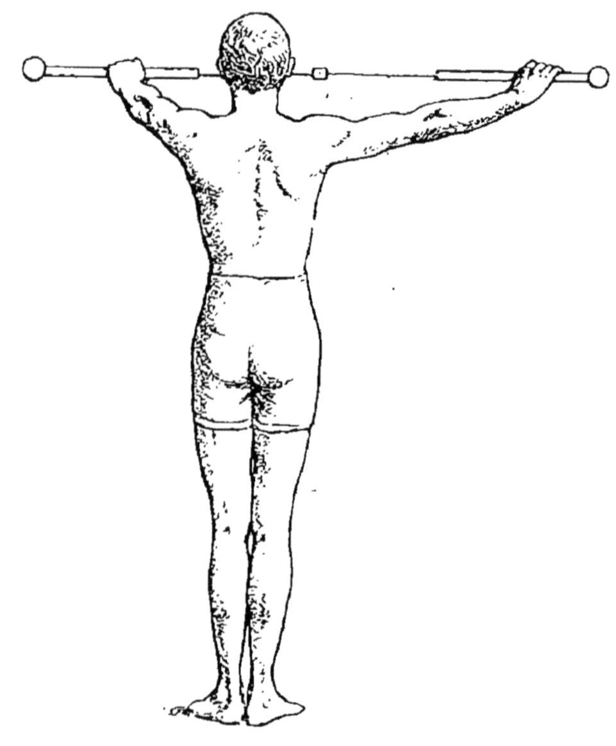

Fig. 32.

60. — *Extension latérale et simultanée des bras, sthénogène horizontal en avant en 2 temps.*

En position : Elever les bras tendus en avant les mains à la hauteur des épaules.

1. Etendre simultanément les deux bras latéralement (fig. 33).

2. Première position.

Fixe : Position initiale.

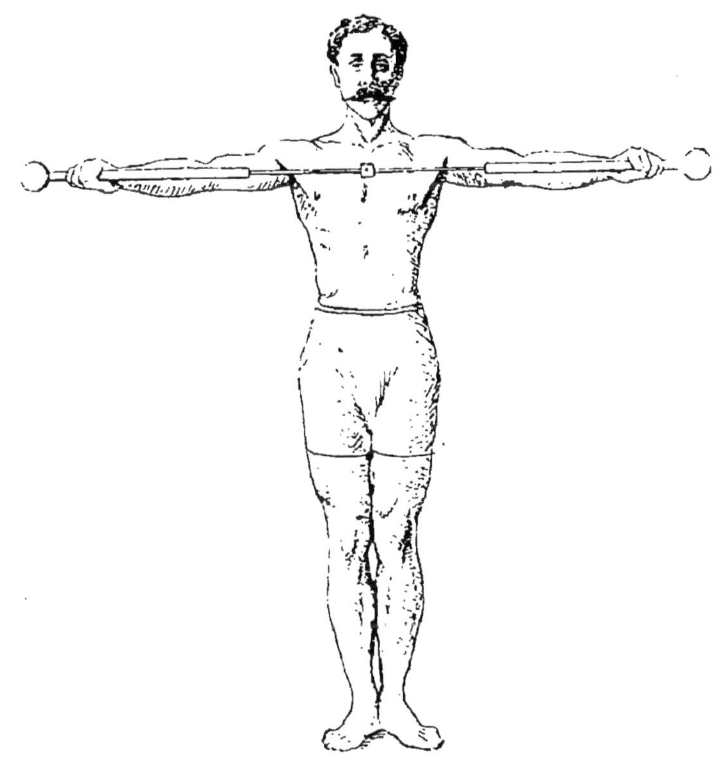

Fig. 33.

61. — *Extension latérale et alternative des bras, sthénogène horizontal en bas en 4 temps.*

1. Elever latéralement le bras droit sans

bouger le bras gauche jusqu'à ce qu'ils forment ensemble un angle droit (fig. 34).

2. Position initiale.

3. Elever latéralement le bras gauche sans

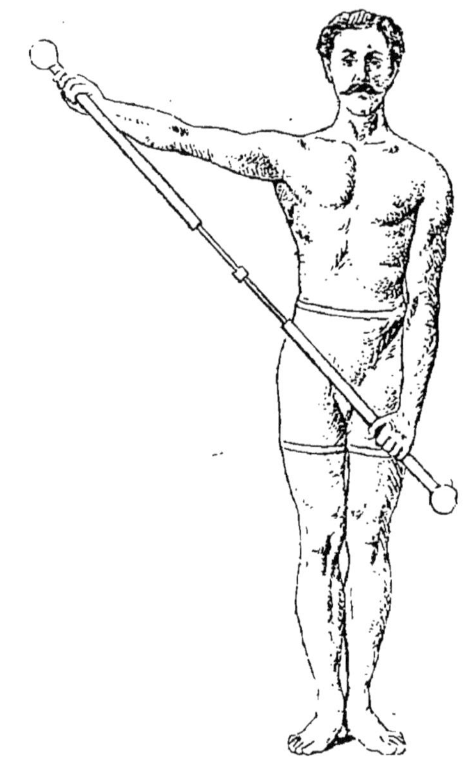

Fig. 34.

bouger le bras droit jusqu'à ce qu'ils forment ensemble un angle droit.

4. Position initiale.

62. *Extension latérale et simultanée des*

bras, sthénogène horizontal en bas en 2 temps

1. Étendre latéralement et simultanément

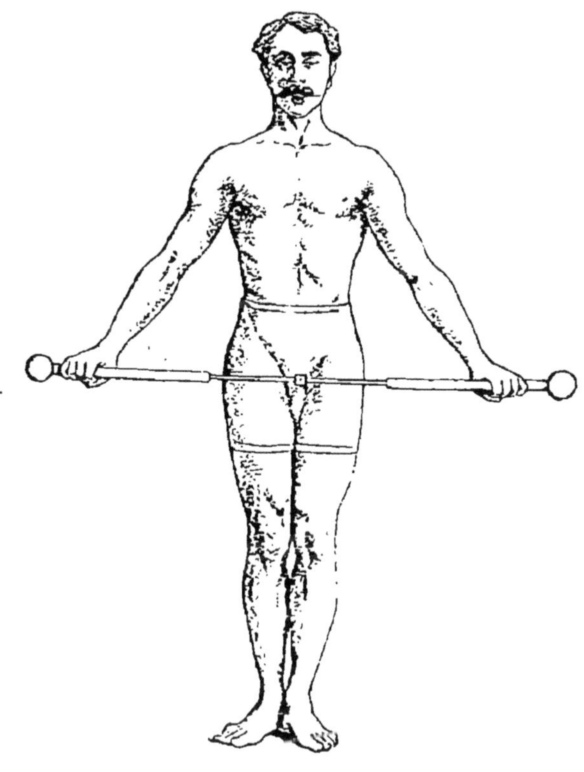

Fig. 35.

le plus possible, les deux bras tendus (fig. 35).

2. Position initiale.

II. — Mouvements à prise serrée.

Pour les mouvements à prise serrée, la position initiale est la suivante : Le sthéno-

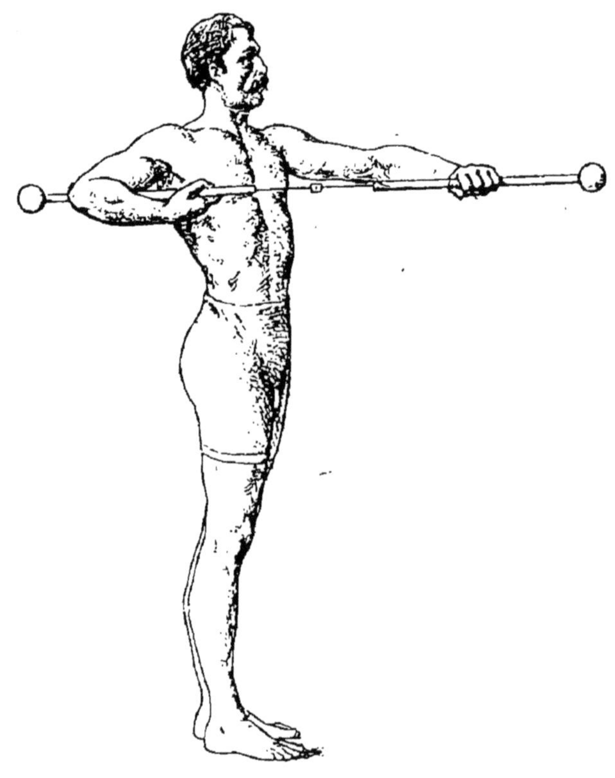

Fig. 36.

gène tenu par les mains en pronation, touchant presque la virole du milieu du sthénogène.

63. *Porter le sthénogène alternativement*

sous l'épaule droite et sous l'épaule gauche en 4 temps.

1. Élever le sthénogène sous l'épaule droite en fléchissant le bras droit et en allongeant en même temps le bras gauche en avant (fig. 36).

2. Position initiale.

3. Élever le sthénogène sous l'épaule gauche en fléchissant le bras gauche et en allongeant en même temps le bras droit en avant.

4. Position initiale.

64. *Porter le sthénogène alternativement sur l'épaule droite et sur l'épaule gauche en 4 temps.*

1. Élever le sthénogène sur l'épaule droite en fléchissant le bras droit et en allongeant en même temps le bras gauche en avant (fig. 37).

2. Position initiale.

3. Élever le sthénogène sur l'épaule gauche en fléchissant le bras gauche et en allongeant en même temps le bras droit en avant.

4. Position initiale.

65. *Porter le sthénogène à droite et à gauche latéralement, à la hauteur des épaules en 4 temps.*

1. Étendre le bras droit latéralement en fléchissant le bras gauche pour porter la main gauche à hauteur et vis-à-vis de l'épaule droite.

2. Position initiale.

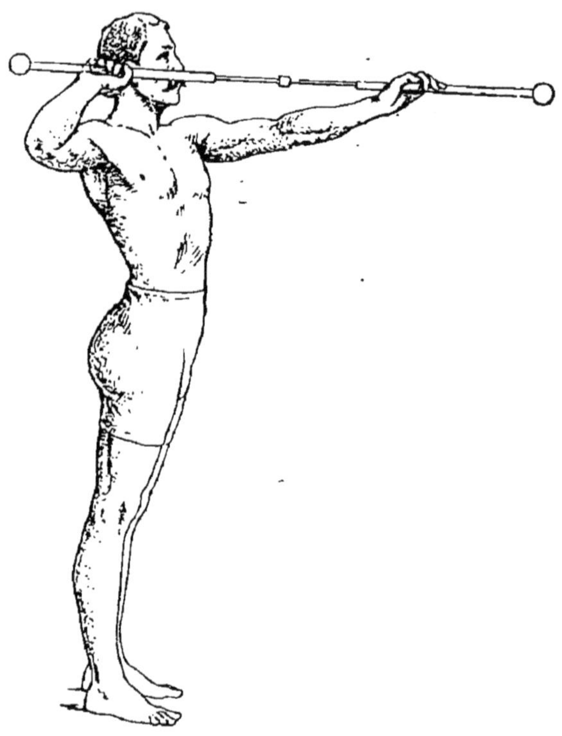

Fig. 37.

3. Étendre le bras gauche latéralement en fléchissant le bras droit pour porter la main droite à hauteur et vis-à-vis de l'épaule gauche (fig. 38).

4. Position initiale.

66. *Porter le sthénogène alternativement à droite et à gauche en arrière, à la hauteur des épaules en 4 temps.*

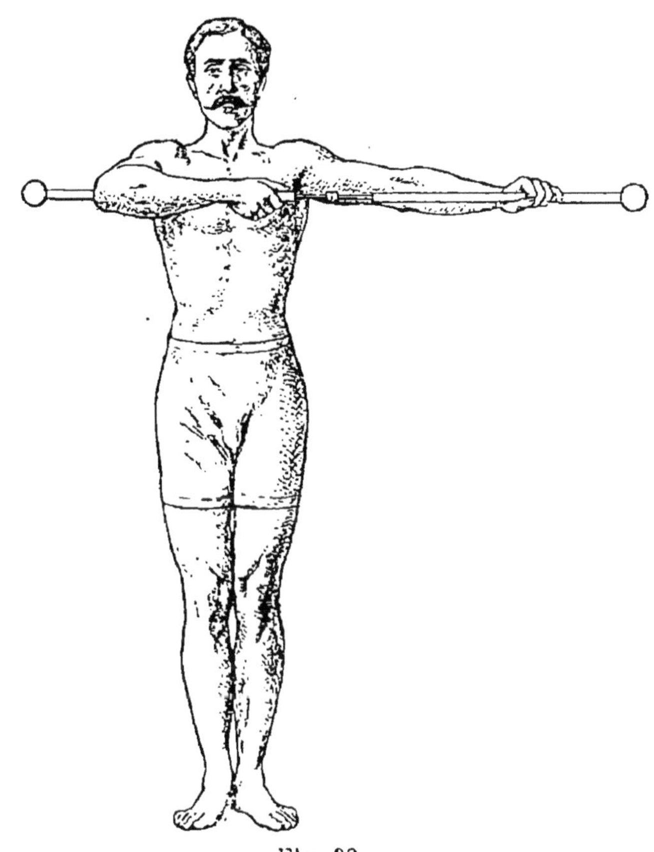

Fig. 38.

1. Étendre le bras droit horizontalement en arrière, en fléchissant le bras gauche pour porter la main gauche à hauteur et devant l'épaule droite (fig. 39).

2. Position initiale.

3. Etendre le bras gauche horizontalement en arrière, en fléchissant le bras droit, pour

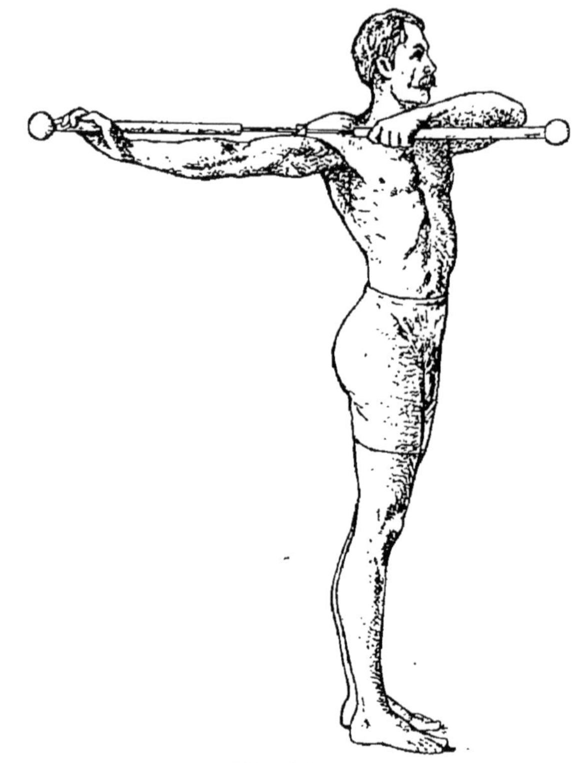

Fig. 39.

porter la main droite à hauteur et devant l'épaule gauche.

4. Position initiale.

67. *Porter le sthénogène au-dessus de la tête et derrière le cou en 4 temps.*

1. Élever le sthénogène verticalement, les

bras tendus, en passant par la position horizontale sans s'y arrêter, en tendant les ressorts pour arriver à écarter les mains à la largeur des épaules.

2. Descendre le sthénogène derrière le cou sans bouger la tête (fig. 23).

3. Elever le sthénogène de nouveau pour revenir à la position prise au premier temps.

4. Position initiale.

III. — Mouvements à prise écartée.

Pour les mouvements à prise écartée la position initiale est la suivante : Le sthénogène toujours saisi en pronation par les mains écartées à une distance plus grande que celle de la largeur des épaules.

68. *Mouvement du sthénogène autour du corps alternativement du bras droit et du bras gauche en 4 temps.*

1. Élever le sthénogène verticalement avec la main droite, en allongeant le bras gauche, l'avant-bras droit au-dessus de la tête.

2. Abaisser le bras droit en arrière en l'allongeant de manière que le sthénogène

vienne horizontalement en arrière et en bas du tronc (fig. 25).

3. Relever le bras gauche de manière que l'avant-bras gauche vienne au-dessus de la tête, le bras droit restant tendu (fig. 24).

4. Position initiale.

69. *Mouvement du sthénogène autour du corps alternativement du bras gauche et du bras droit en 4 temps.*

1. Elever le sthénogène verticalement avec la main gauche, en allongeant le bras droit, l'avant-bras gauche au-dessus de la tête.

2. Abaisser le bras gauche, en arrière, en l'allongeant, de manière que le sthénogène vienne horizontalement en arrière et en bas du tronc (fig. 25).

3. Relever le bras droit de manière que l'avant-bras droit vienne au-dessus de la tête, le bras gauche restant tendu.

4. Position initiale.

70. *Mouvement du sthénogène autour du corps du bras droit en 4 temps.*

1 et 2 comme 1 et 2 de l'exercice 68.

3 et 4 comme 3 et 4 de l'exercice 69.

71. *Mouvement du sthénogène autour du corps du bras gauche en 4 temps.*

1 et 2 comme 1 et 2 de l'exercice 69.

3 et 4 comme 3 et 4 de l'exercice 68.

72. *Torsion du corps à droite et à gauche, le sthénogène placé horizontalement en arrière en 4 temps.*

En position : Faire passer le sthénogène au-dessus de la tête, pour le placer horizontalement en arrière du corps les bras tendus (prise très écartée).

1. Tourner le corps d'un quart de cercle à droite sans bouger les pieds (fig. 26).
2. Revenir à la première position.
3. Tourner le corps d'un quart de cercle à gauche sans bouger les pieds.
4. Revenir à la première position.

Au commandement de : *Fixe,* ramener le sthénogène devant le corps en le faisant passer de nouveau au-dessus de la tête.

CHAPITRE VI

Exercices avec les mils.

Les mils ou massues sont des instruments en bois de forme conique. On exécute les exercices en les tenant par la pointe.

Comme les haltères, ils développent la force musculaire.

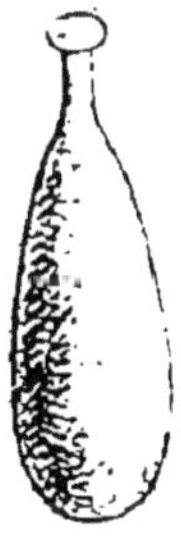

Il est nécessaire de proportionner le poids des mils au tempérament et à la force des élèves.

Le poids moyen pour les jeunes élèves est de 1 à 2 kilogrammes.

Fig. 40.

Nous ne donnerons ici que les exercices les plus nécessaires au développement général du corps.

La position initiale pour les exercices avec les mils, est la suivante : la tête droite, les bras tombant naturellement le long des cuisses et les mains soutenant les mils par la pointe.

73. *Mouvement horizontal des bras sans flexion en 2 temps.*

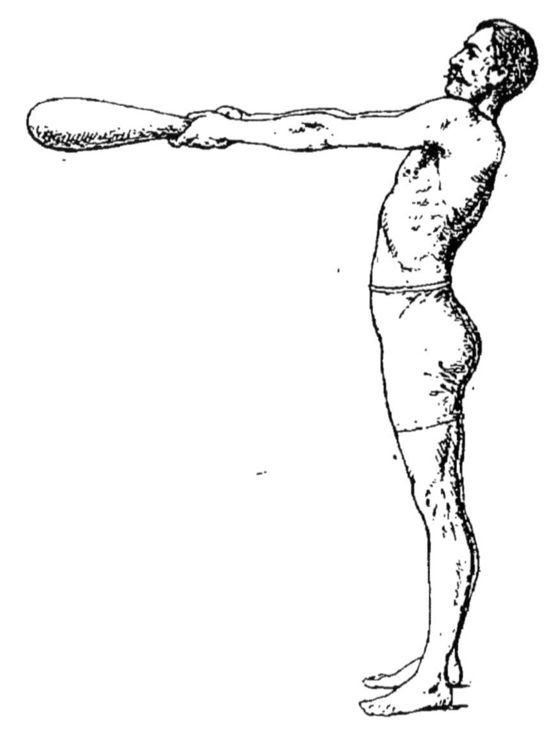

Fig. 41.

1. Élever les bras horizontalement, les mils dans le prolongement des bras, les ongles des mains se faisant face (fig. 41).

2. Position initiale.

74. *Mouvement vertical des bras sans flexion en 2 temps.*

1. Élever les bras verticalement, les mils dans le prolongement des bras, les ongles se faisant face, en passant par la position horizontale sans s'y arrêter (fig. 42).

2. Position initiale.

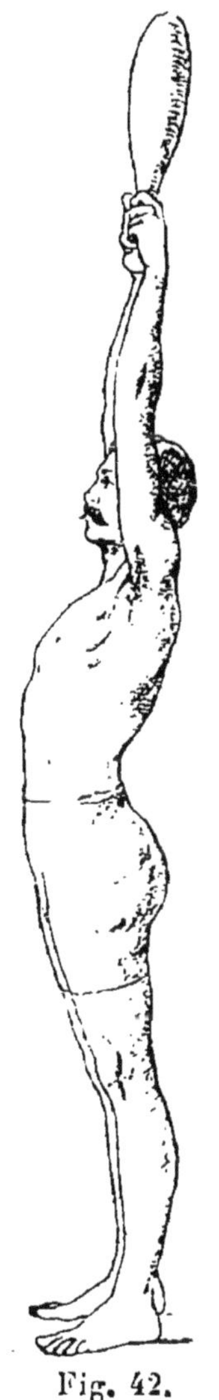

Fig. 42.

75. *Mouvement latéral des bras sans flexion en 2 temps.*

1. Élever les bras latéralement, les mils dans le prolongement des bras, les ongles face en avant (fig. 43).

2. Position initiale.

76. *Mouvement horizontal et latéral des bras sans flexion en 3 temps.*

1. Élever les bras horizontalement, les mils dans le prolongement des bras, les ongles se faisant face (fig. 41).

2. Étendre les bras latéralement, les ongles face en avant (fig. 43).

3. Position initiale.

77. *Mouvement horizontal, vertical et latéral des bras sans flexion en 4 temps.*

1. Élever les bras horizontalement, les mils

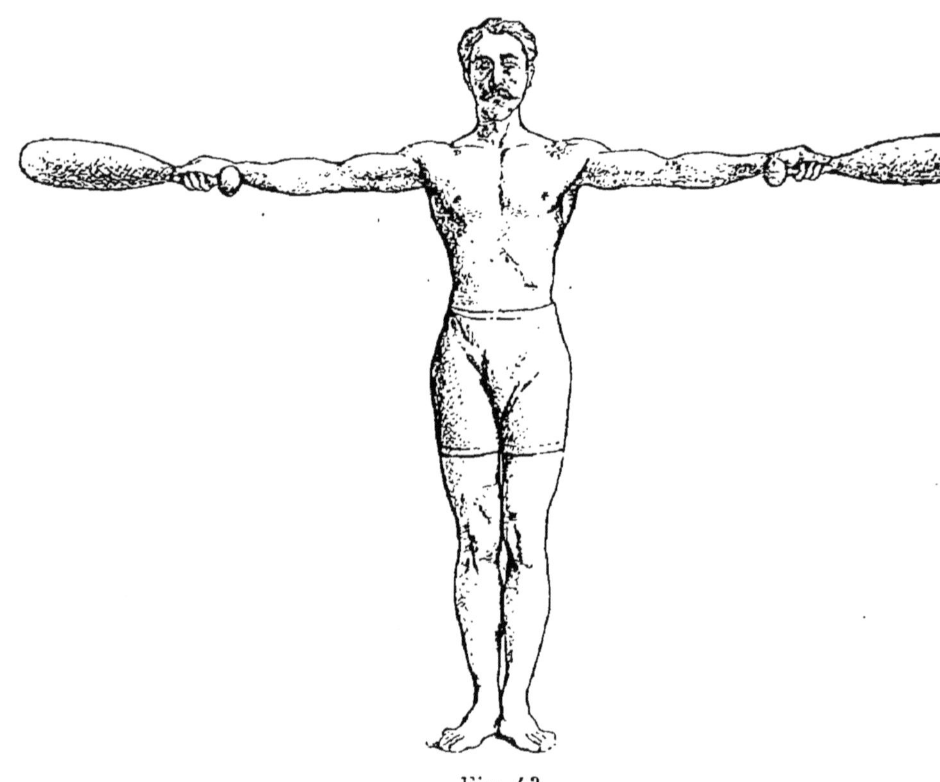

Fig. 43.

dans le prolongement des bras, les ongles se faisant face (fig. 41).

2. Élever les bras verticalement, les mils restant toujours dans le prolongement des bras, les ongles se faisant face (fig. 42).

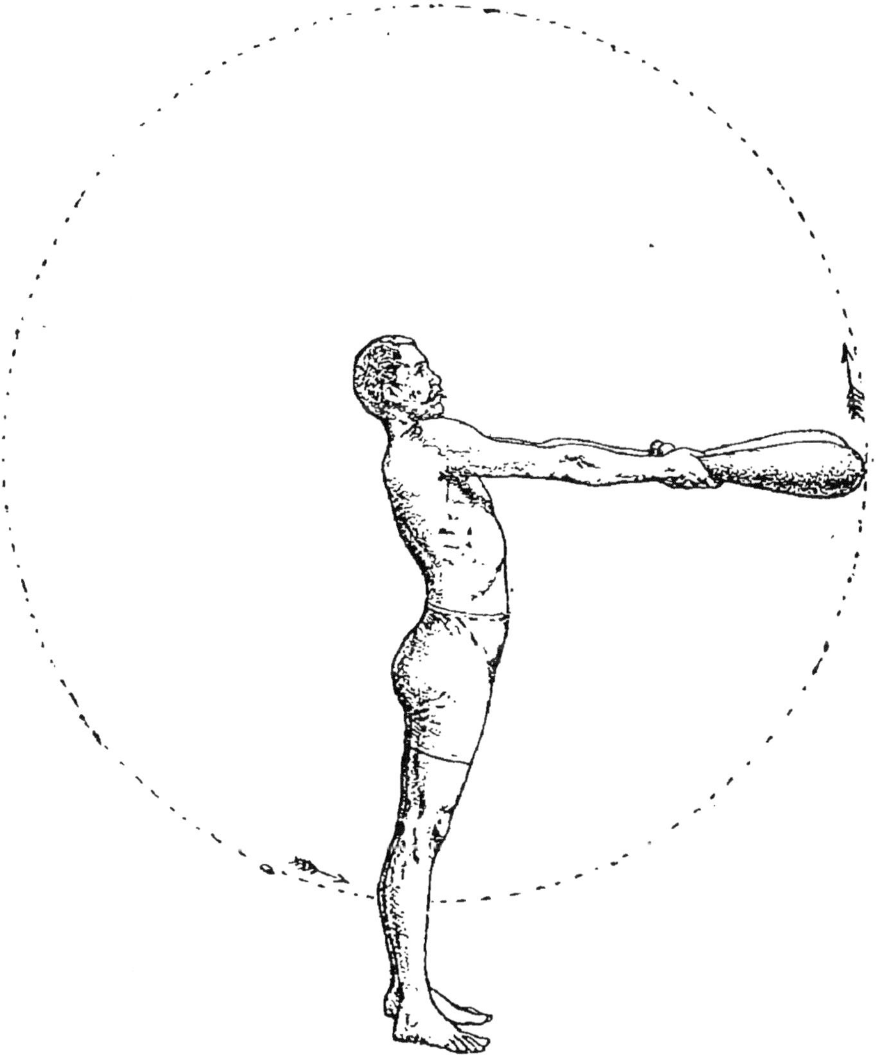

Fig. 44.

3. Descendre les bras latéralement, les ongles face en avant.

4. Position initiale.

78. *Circumduction des bras simultanément en 2 temps.*

1. Lancer les mils en avant, les bras bien tendus, de manière à leur faire décrire un cercle de bas en haut, les mils rasant les jambes.

2 Recommencer le même mouvement.

Cet exercice s'exécute aussi des deux bras alternativement et d'un seul bras.

CHAPITRE VII

La gymnastique de l'opposant.

Dans la gymnastique de l'opposant imaginée par M. Pichery, on se sert d'appareils composés de ressorts. « Le type principal consiste en deux chaînes composées de quatre ressorts contournés en hélice. Chacun de ces ressorts a un degré différent d'élasticité ; mais de leur ensemble résulte une résistance variable, suivant le degré de tension qu'on leur fait subir.

Un arrêt, placé à l'intérieur, règle la course respective de chacun d'eux ; le développement total de la course ou de l'étendue de la traction est de 0 m. 80 à 0 m. 90 centimètres. La résistance commence à zéro et croît proportionnellement aux diverses positions que l'on fait prendre au corps, jusqu'à équilibrer la puissance la plus énergique.

Les arrêts, ainsi que les ressorts, sont reliés par des anneaux qui correspondent à la force des attaches. Les ressorts, quelle que soit leur tension et l'ordre dans lequel on veut les disposer, sont protégés contre toute violence, sans rien perdre de leur jeu et de leur force; toutefois ils sont ainsi disposés : celui qui tient à la poignée est nommé le premier, il est le plus doux; le second, celui qui le suit... est un peu plus fort....

A un bout des chaînes, sont fixées des agrafes qu'on accroche dans des pitons à vis scellés dans un mur ou bien posés au cadre dormant d'une fenêtre; à l'autre bout, les chaînes se terminent par des poignées qu'on prend dans les mains.

Afin que cet appareil principal fût complet, qu'il pût convenir aux faibles comme aux forts, non seulement comme moyen général d'hygiène, mais encore comme moyen spécial applicable aux maladies et aux constitutions particulières, des numéros ou échelles de force sont établis depuis 1 (enfant de 3 ans faible) jusqu'à 14 (force extrême). Chacun de ces appareils, en tout semblable, différant seulement en puissance, est pourvu d'un dynamomètre qui traduit en kilogrammes la traction exercée sur les chaînes, lequel dynamomètre, par une disposition particulière, peut modifier la puissance de l'instrument. L'invention ne s'en est pas tenue là dans ses efforts; il ne fallait pas qu'un appareil fût seulement spécial à un individu, à une constitution donnée, à un malade, il fallait encore, pour que la pratique en devînt plus générale, créer un appareil dit de famille qui pût servir aux grands comme aux petits sans trop sortir des conditions particulières de chacun. Déjà on le sent ces échelles différentes ne peuvent être essentiellement rigoureuses, elles laissent des latitudes que l'on pourrait à peu près comparer aux différents états de santé de l'individu dont l'équilibre est loin d'être régulier; il est tantôt fort.... tantôt faible.... L'appareil étant établi sur le principe du ressort, l'exécutant fait subir un développement aux chaînes selon ses forces. En outre, à l'aide de crochets (ad hoc), on peut supprimer un ou deux ressorts du côté des attaches; le poids est diminué et la traction a lieu sur les ressorts les plus faibles [1]. »

« A l'aide de cet appareil si simple et d'une manœuvre si facile, on peut donc faire passer successivement toutes les parties de l'appareil musculaire par des périodes mesurées de travail et de repos, sans effort, sans fatigue et sans risques : sans effort, car la tension musculaire s'élevant suivant une progression insensible, on peut la ménager et l'arrêter à propos ; sans fatigue, car l'élasticité des ressorts est un tuteur sûr qui épargne à l'organisation tous les temps pénibles des exercices, et lui vient en aide aussitôt qu'elle menace de tomber en souffrance ; sans risques enfin, car le corps ne quitte jamais le sol pour évoluer dans le vide et n'y affecte aucune de ces positions paradoxales qui forcent la nature à rompre avec ses conditions naturelles d'équilibre et à violer elle-même les lois de son organisation [2]. »

1. Pichery, Manuel de gymnastique. Baillière, éditeur, 1864.
2. Pichery, Gymnastique de l'opposant. Paris, 1870.

CHAPITRE VIII

Effets de la gymnastique rationnelle.

I. — Développement des poumons et de la cage thoracique.

Les poumons sont logés dans la cage thoracique; ils occupent la majeure partie de la poitrine. Nous avons vu au début de cet ouvrage que la respiration joue un grand rôle dans le développement du poumon et de la cage thoracique. Nous avons expliqué pourquoi l'inspiration profonde produisait un si merveilleux résultat.

L'exercice qui convient le mieux à ces inspirations profondes est l'exercice 6, en le variant un peu.

Les mains étant placées sur les hanches et le corps fortement incliné d'un côté sur l'une d'elles, faire respirer l'élève lentement et profondément.

Pour obtenir plus sûrement le résultat, l'obliger à compter à voix haute et lente depuis 80 jusqu'à 100, par exemple.

Recommencer ensuite le même exercice de la même manière en faisant incliner le corps de l'autre côté.

Répéter trois ou quatre fois cet exercice pendant la leçon.

Les autres exercices à exécuter pour arriver au développement des poumons et de la cage thoracique sont les suivants :

A mains libres.

5, 6, 7, 8, 9, 10, 11, 12, 13, 14, 15, 16, 17, 18, 19, 26, 26 bis, 27, 28, 29.

Avec les haltères.

30, 31, 32, 33, 34, 35, 36, 37, 38, 39, 40, 41, 42, 43.

Avec la barre à sphères.

44, 45, 46, 47, 48, 49, 50, 53, 54.

Avec le sthénogène.

55, 56, 57, 58, 59, 60, 61, 62, 63, 64, 65, 66, 67, 68, 69, 72.

Avec les mils.

73, 74, 75, 76, 77, 78.

II. — Développement des deux côtés, dont l'un plus fortement que l'autre.

Pour obtenir ce résultat, répéter les exercices que nous venons d'indiquer dans le paragraphe précédent, en variant un peu les instruments. La barre à sphères aura une boule d'un poids double de celui de l'autre, la plus lourde sera placée du côté faible.

De même l'haltère et le mil du côté le plus faible auront un poids double de celui du côté le plus fort.

III. — Développement d'un côté de la poitrine.

Pour obtenir le développement d'un côté de la poitrine, les mouvements sont à peu près les mêmes que les précédents, mais ils ne doivent s'exécuter que du bras du côté faible.

Nous considérerons deux cas :

1° *Développement du côté droit.*

A mains libres.

Exercice 6 : En inclinant seulement le corps à gauche.

Du bras droit seulement, les exercices 8, 9, 10, 11, 12, 13, 14, 15, 16, 17, 18, 19, 26.

Avec les haltères.

Du bras droit seulement, 30, 31, 32, 33, 34, 35, 36, 37, 38, 39, 40.

Avec la barre à sphères.

48, 49, 51, 53.

Avec le sthénogène.

Les deux premiers temps des exercices suivants transformés alors en mouvements en deux temps : 55, 56, 57. 59, 61, 63, 64, 65, 66, 68, 70.

Avec les mils.

Du bras droit seulement, les exercices 73, 74, 75, 76, 77, 78.

2° *Développement du côté gauche.*

A mains libres.

Exercice 6 : En inclinant seulement le corps à droite.

Du bras gauche seulement, les exercices 8, 9, 10, 11, 12, 13, 14, 15, 16, 17, 18, 19, 26 bis.

Avec les haltères.

Du bras gauche seulement : 30, 31, 32, 33, 34, 35, 36, 37, 38.

Avec la barre à sphères.

48, 50, 52, 53.

Avec le sthénogène.

Les 3e et 4e temps des exercices suivants transformés alors en mouvements en deux temps :

55, 56, 57, 59, 61, 63, 64, 65, 66, 69, 71.

Avec les mils.

Du bras droit seulement, les exercices 73, 74, 75, 76, 77, 78.

La poitrine de poulet.

Sous le nom de *poitrine de poulet*, on désigne communément une déviation du thorax, caractérisée par la projection en avant du sternum et de l'extrémité antérieure des côtes. Cette déviation est ordinairement symptomatique de l'asthme ou de l'emphysème pulmonaire et témoigne d'un développement insuffisant de l'appareil respiratoire.

On la combattra principalement par les exercices suivants :

A mains libres.

5, 6, 7, 8, 9, 10, 11, 12, 13, 14, 15, 16, 17, 18, 19, 26, 27, 28, 29.

Avec les haltères.

30, 31, 32, 33, 34, 35, 36, 37, 38, 39, 40, 41, 42, 43.

Avec la barre à sphères.

44, 45, 46, 47, 48, 49, 50, 53, 54.

Avec le sthénogène.

55, 56, 57, 58, 59, 60, 61, 62, 63, 64, 65, 66, 67, 68, 69, 72.

Avec les mils.

73, 74, 75, 76, 77, 78.

Redressement de la colonne vertébrale.

Les déviations que peut subir la colonne vertébrale sont de trois sortes.

Elle peut être inclinée en avant; c'est ce qu'on appelle la *cyphose*.

Elle peut être inclinée latéralement (*scoliose*).

Enfin elle peut l'être en arrière (*lordose*). Ce dernier cas étant peu commun, nous nous occuperons spécialement des deux premiers cas.

Cyphose.

La cyphose peut être amenée par des lésions des disques vertébraux, par la faiblesse générale du corps, les habitudes vicieuses et le développement trop rapide du système osseux qui ne donne pas toujours le temps aux muscles d'acquérir une vigueur suffisante.

Le traitement par la gymnastique rationnelle de cette déviation est assez difficile, on doit faire exécuter des mouvements dans lesquels agissent les extenseurs du rachis.

Il sera également bon de faire travailler les enfants sur une table élevée lorsqu'ils se livreront à leurs études.

Voici les exercices à exécuter pour le traitement de cette déviation.

A mains libres.

1, 2, 3, 5, 7, 9, 13, 14, 15, 18, 19, 28, 29.

Avec les haltères.

34, 36, 39, 43.

Avec la barre à sphères.

45, 47, 48, 49, 50, 53, 54.

Avec le sthénogène.

55, 56, 57, 58, 59, 60, 61, 63, 64, 65, 66, 67, 68, 69, 72.

Avec les mils.

74, 77, 78.

Scoliose.

Comme nous l'avons dit, la scoliose est une déviation latérale de la colonne vertébrale. Les causes générales qui la produisent sont les mêmes que celles de la cyphose. On ne peut combattre efficacement cette affection que lorsqu'elle n'est pas trop prononcée et lorsqu'elle n'est pas trop ancienne.

La courbure peut être du côté droit ou du côté gauche.

Si la courbure est du côté droit, on fera exécuter les exercices indiqués ci-dessus pour développer le côté gauche.

Si la courbure est vers la gauche, on fera

exécuter les exercices désignés pour développer le côté droit.

Relèvement d'une épaule.

On peut chercher à obtenir le relèvement d'une épaule. Si c'est de l'épaule droite qu'il s'agit, on fera exécuter les exercices développant le côté droit et inversement. L'exercice exécuté d'un bras faisant relever l'épaule de ce côté.

Si l'enfant fait de l'escrime, il sera bon de lui faire tenir le fleuret dans la main correspondant à l'épaule la plus basse.

Relèvement de la tête trop fortement inclinée en avant.

Quelquefois, sans qu'il y ait de courbure de la colonne vertébrale, la tête est penchée en avant. Pour en obtenir le relèvement et le maintien normal on fera exécuter les exercices suivants :

A mains libres.

1, 2, 3, 5, 7, 8, 9, 10, 11, 12, 13, 14, 15, 17, 18, 19, 28, 29.

Avec les haltères.

30, 31, 32, 33, 34, 35, 36, 37, 38, 39, 40, 41, 42, 43.

Avec la barre à sphères.

44, 45, 46, 47, 48, 49, 50, 53, 54.

Avec le sthénogène.

55, 57, 58, 59, 60, 61, 62, 63, 64, 65, 66, 67, 68, 69, 72.

Avec les mils.

73, 74, 75, 76, 77, 78.

La chorée ou danse de Saint-Guy.

La chorée ou danse de Saint-Guy est une maladie particulière caractérisée par des mouvements continuels, irréguliers et involontaires du système locomoteur.

Les malheureux affligés de la danse de Saint-Guy, furent considérés à l'origine comme des possédés du démon, et l'exorcisme fut, pendant plusieurs siècles, l'unique remède qu'on songeât à opposer à leurs maux.

Maintenant, outre le traitement médical

de la maladie, on emploie avec succès le traitement par l'exercice.

Dans cette affection, la coordination des mouvements a disparu; les muscles sont affolés et n'obéissent plus à la volonté. Pour les discipliner, rien de meilleur que ces exercices qui exigent à chaque temps un effort raisonné et soutenu de la part des centres nerveux et des masses musculaires.

Pour combattre cette maladie, on fera exécuter les différents exercices contenus dans ce petit ouvrage.

TABLE DES MATIÈRES

Coulommiers. — Imp. Paul BRODARD.

IMP. NOIZETTE, 8, RUE CAMPAGNE-PREMIÈRE, PA

www.ingramcontent.com/pod-product-compliance
Ingram Content Group UK Ltd.
Pitfield, Milton Keynes, MK11 3LW, UK
UKHW020155200726
13856UKWH00003B/1000

9 782011 912657